ハンセン病者の軌跡

小林慧子

同成社

目次

ハンセン病者の軌跡

はじめに

私のハンセン病への関心は、平成九年（一九九七）八月の難病連全道集会記念講演会に遡る。その直接のきっかけとなったのは、当時の国立療養所松丘保養園入所者自治会長藤崎陸安の「ハンセン病の歴史とらい予防法廃止の意義」と題する講演であった。講演は、明治四〇年法律第一一号「癩予防ニ関スル件」に始まる日本のハンセン病政策を内容とするもので、患者に対する処遇に衝撃を受けた。

国立ハンセン病療養所は、入口があっても出口のない、「絶対隔離」「終生隔離の場」であった。患者は、入所時に解剖承諾書に署名が求められ、偽名を強要されただけでなく、所持金や家族からの送金も奪われ、代わりに所内でのみ通用する園内通用券を渡された。その営みは、所内に火葬場や納骨堂が用意されていたように、国家が行った恐るべき人権抑圧の歴史であった。その結果、ハンセン病の恐ろしさが人々の心に刷り込まれ、差別と偏見が助長され増幅されていった。

平成一六年より、道内出身者が生活する国立療養所をボランティアとして訪問する機会を得、多磨全生園（東京都東村山市）、栗生楽生園（群馬県吾妻郡草津町）、長島愛生園（岡山県瀬戸内市）、松丘保養園（青森県青森市）等を訪問した。その後、神山復生病院（静岡県）、大島青松園（香川県）、星塚敬愛園（鹿児島県）、奄美和光園（沖縄県）等、国立、私立のハンセン病療養所を訪ねた。その閉ざされた歴史を辿りながら、入所者の生きた時代に思いを馳せている。

歴史の生き証人ともいうべき入所者との出会いは、その多くが体験した家族離散の悲劇、厳しい園内作業、結婚に伴う断種、堕胎等々、枚挙にいとまのない差別迫害の過酷な歴史であった。入所者は、学校から社会から追われ、時には家族にも厭われた。だが「らい予防法」は「悪法だが命だけは救われた」「この療養所があったお陰で生きられた」など戦前の入所者の証言、また自ら療養所を訪ね入所したという体験を話された方もあった。彼らが、問いかけ語るたびに、一人ひとりの生命の重さ、生きて在ることの重さを教えてくれた。まさにハンセン病者との交わりは、その命をかけた問いかけに応じるためにも、ハンセン病と共に生きた人々の記録を残すために、療養所を訪ねる旅に私を駆り立てるのであった。

私は平成一三年四月、地方自治体での保健福祉活動の現場から退き、二一世紀の学問を目指したく大学の門戸を叩いた。社会人へも広く開かれた北海学園大学人文学部日本文化学科への入学が許可され、職業人から学生へと転向し幅広い学問の世界へと誘われた。その多くの講義記録は、いま私のかけがえのない財産となっている。

私を学問の世界に駆り立てたのは、道立衛生学院時代の公衆衛生に従事する先生方、先輩諸姉との出会いが大きく関与していた。先生方の公衆衛生という学問にかける情熱、その豊かな人間的な魅力の大きさに心打たれた。だがその教育期間は、余りにも短く学問を終えるのが惜しかった。だが卒後教育として、日本社会事業大学での社会福祉主事研修、長野県佐久研修センターでの地域保健活動研修、中伊豆でのリハビリ研修、オーストラリアでのボランティア研修、ヨーロッパにおける健康づくり研修等多くの教育の機会に恵まれた。その間の学びと出会いは、地域に於ける保健福祉業務推進のための大きな糧となった。

平成一六年北海学園大学人文学部での卒業研究で、指導教員の大濱徹也教授から「ハンセン病問題」を研究テーマにしては、との勧めがこの課題に取り組むきっかけを得た。卒業研究は「ハンセン病者の証─慟哭から人間回復へ─」と題し、ハンセン病の歴史とらい予防法廃止に至る経緯を学び、入所者からの聴き取りを行った。さらに修士課程では、「北部保養院の成立と展開─北のハンセン病者─」とし、北部保養院成立の経緯、戦前、戦中を中心とした入所者の姿、患者のために生きた中條院長の医療者としての有り様を学んだ。この論文は本書第一章として再録した。さらに、修士論文執筆以後も続けてきたハンセン病者と共に生きた人々の証言を纏め、彼らの思いを「第二章　ハンセン病者として生きて」としてまとめた。また補記として元松丘保養園長荒川巖先生の語るところを「第三章　ハンセン病者と共に」として収録した。

ハンセン病者との出会いの旅は、ハンセン病者の生きる思い、「らい」を背負い生きる己が身を詠った津軽生まれの詩人桜井哲夫の詩、「天の職」の声を私の身体に刻みこんだ。

「天の職」
お握りとのし烏賊と林檎を包んだ唐草模様の紺風呂敷を
しっかりと首に結んでくれた
親父は掌で涙を拭い低い声で話してくれた
らいは親が望んだ病でもなく

お前が頼んだ病気でもない
らいは天が与えたお前の職だ
長い長い天の職を俺は素直に務めて来た
呪いながら厭いながらの長い職
今朝も雪の坂道を務めのため登りつづける
終わりに日の喜びのために

（新・日本現代詩文庫12『桜井哲夫詩集』）

桜井は、「終わりに日の喜びのために」七〇年を経た現在も栗生楽泉園で生活している。

この度の研究を通じ元松丘保養園長荒川先生との出会いがあり、さらに矢内原忠雄を知る機会を得、大学で学ぶ意義を再認識させられた。矢内原忠雄は、昭和一二年一二月二日筆禍により東京帝國大学に辞表を出すが、その際行った「終講の辞」と論文「国家の理想」には次のようなことが記されている。

――大学令第一条には大学の使命を規定して、学術の蘊奥《うんのう》ならびにその応用を研究し且つ教授すること、人格を陶冶すること、国家思想を涵養すること、の三を挙げている。その中最も直接に大学の本質たるものは、学問である。（中略）大学において国家思想を涵養することは、学問的に涵養することである。浅薄な俗流的な国家思想を排除して、学問的な国家思想を養成することにある。時流によって動揺する如きものでなく、真に学問の基礎の上に国家思想をねりかためて、把握しなければならない。学問的真実さ、真理に忠実にして真理のためには何者をも恐れぬ人格、しかして学術的鍛錬を経た深い意味の国家思想、そのような頭の持ち主を教育するのが大学教育であると思う。―
―われらが「国家の理想」として認識するところは、社会的かつ組織的なる原理、換言すれば社会に組織を付与するところの根本原理でなければならない。かかる性質を有する原理は「正義」である。正義とは人々が自己の尊重を主張しつつ同時に他者の尊厳を擁護すること、換言すれば他者の尊厳を害せざる限度において自己の尊厳を主張することであり、この正義こそ人間が社会集団をなすについての根本原理である。（中略）さらに具体的に言えば、弱者の権利をば強者の侵害圧迫より防衛する事が正義の内容である。（中略）国家の本質は正義であり、したがって国家の理想も正義である。現実国家の政策行動が正義に反する場合があっても、それは国家の本質若しくは理想としての正義に照らして現実国家を批判し、これを指導して真実の国家たらしむべき必要を示すものに他ならない。―

矢内原は、「国家の本質は正義であり、国家の理想も正義である。―弱者の権利をば強者の侵害圧迫より防衛する事が正義の内容である―」と述べている。

ハンセン病問題を考えるとき、国家は弱者保護の観点からは大きく反れ、大正五年療養所長に対する懲戒検束権が規定され、昭和五年には、「らいの根絶策」が示され「二十年根絶計画」が実施されるが、患者は一〇年以内に死亡するという前提であった。

元ハンセン病者である証言者たちは、人生の途上、思いもかけずハンセン病を発症し、故郷を遠く離れ全国各地の見知らぬハンセン病療養所に送られ、「強制隔離」された。入所者は療養所が、終の棲家として余儀なくされた。幼かった頃の故郷の原風景、懐かしい家族への思いを馳せながらも、なぜ自分だけがこの苦しみを味わわねばならないのか。時には母を恨み、天を呪いながらも、病を癒す場を求め、追われるように故郷を後にした方々の深い思いがある。入所した当時の療養所は、病を癒すはずの療養所とは程遠い粗末な医療体制、強制労働、囚人さながらの監視体制下に置かれた日常生活、特に戦中戦後は、劣悪な環境下で、結核の蔓延、栄養失調等により死者は急増し、まさに「隔離絶滅政策」さながらの様相を呈していた。

現在、療養所入所者の高齢化は加速し、平均年齢は八十歳を越えた。証言者たちは、己の封印された人生を語る最後の機会と捉え、この世に生きた証として胸襟を開き、後世に残す日本の（ハンセン病対策の）負の歴史を語ってくれた。「隔離の里」で懸命に生きた人々のかけがえのない、貴重な人生の記録である。

第一章　北のハンセン病者
―北部保養院に生きた人々―

ハンセン病の診断を受けた者の懊悩は、例えようもない。「業病」「天刑病」等と冠せられ、己の魂とは無関係にその外貌ゆえに侮蔑、嫌悪、恐怖の目で見られるのが常だった。それは己一人に留まらず、家族親族への時には致命的な社会的圧迫にまで及んだのである。だが国立ハンセン病療養所の歴史と実態は、一般にはよく知られることなく、関心も持たれなかった。隔離政策は、戦後の治らい薬プロミン開発後も国際世論を無視して継続され、平成八年「らい予防法」の廃止によってようやく終わりを告げた。

日本のハンセン病対策は、明治四〇年の「癩予防ニ関スル件」の制定により、ようやく開始された。法律の骨子は、浮浪らい患者の収容を第一とし、それ以外の富者のらい患者は自宅にとどまることを認めたもので、明治四二年に全国五カ所に道府県立療養所が設立された。このうち、第二区道府県立北部保養院（現・松丘保養園）は、北海道・東北六県の自治体連合により、本州北限辺境の地青森に設置され、この地域の患者の多くを収容した。

一　北部保養院の開設

北部保養院は、明治四〇年（一九〇七）、法律第一一号「癩予防ニ関スル件」に基づき、明治四二年四月一日、北海道・青森・秋田・山形・岩手・宮城の一道六県の連合立により、第二区道県立北部保養院の名称で設立された。当初は油川村管理の隔離病舎を仮収容所に充て事務を開始した。青森県東津軽郡新城村石江の現在地に開設されたのは同年一〇月一日のことで、五月に建設に着手し、一二月に庁舎その他九九四坪余のすべてが完成、同年火葬場も建設された。油川村隔離病舎からの移転時には二〇余名の患者がいたと言われ、これらの患者は、馬車に乗せシートをかぶせ囚人のように護送された。

北部保養院は、北海道への渡航地青森に設置されたように、北のハンセン病者を第一義とし、青森と北海道を繋ぎ青森・函館双方の警察署が連携し、患者収容に当たった。明治三九年鉄道の開通、明治四一年青函連絡船が日本初のタービン式で、青森—函館間を四時間で結ぶようになり、患者収容を容易にした。

明治四二年四月二二日に青森県は、『県報』号外で、「癩予防法令施行細則と手続き」を行政機関の末端にまで通知した。その重点事項は「厳重な消毒と隔離」であり、法の執行は警察官署が担当し、在宅者はその監視下に置かれ、厳重な消毒を行うことが義務づけられていた。病者は、移動の自由を奪われ、自宅奥に蟄居するしか途はなかった。

北部保養院の開設については、青森県の地元紙である『東奥日報』が刻々とその経過を報じている。かくて浮浪癩患者の収容は、県民の関心の的になっていく。

癩患者假収容所発表

本縣は既報の如く東郡油川村傳染病院を借用し奥羽六縣及北海道區癩患者収容所と為す筈なるが昨日午後三時までには本省より何等の指令に接せざりしも仝日中多分電報にて指令ありしとなるべく去すれば本日中にも職員の任命を為し右正式に発表せんとのこと也き

(明治四二年四月一日付)

癩患者収容に就て

北部保養院へ癩患者収容に就ては縣下各警察署に於て目下浮浪者同様なる仝患者の有に付精査し真実扶養者なきものは之を警察部へ報告して収容の手続きを為すこととなり居れるが本縣に於ける右該當の浮浪癩患者ハ概して春期温暖に向ふと共に他地方へ移轉するもの

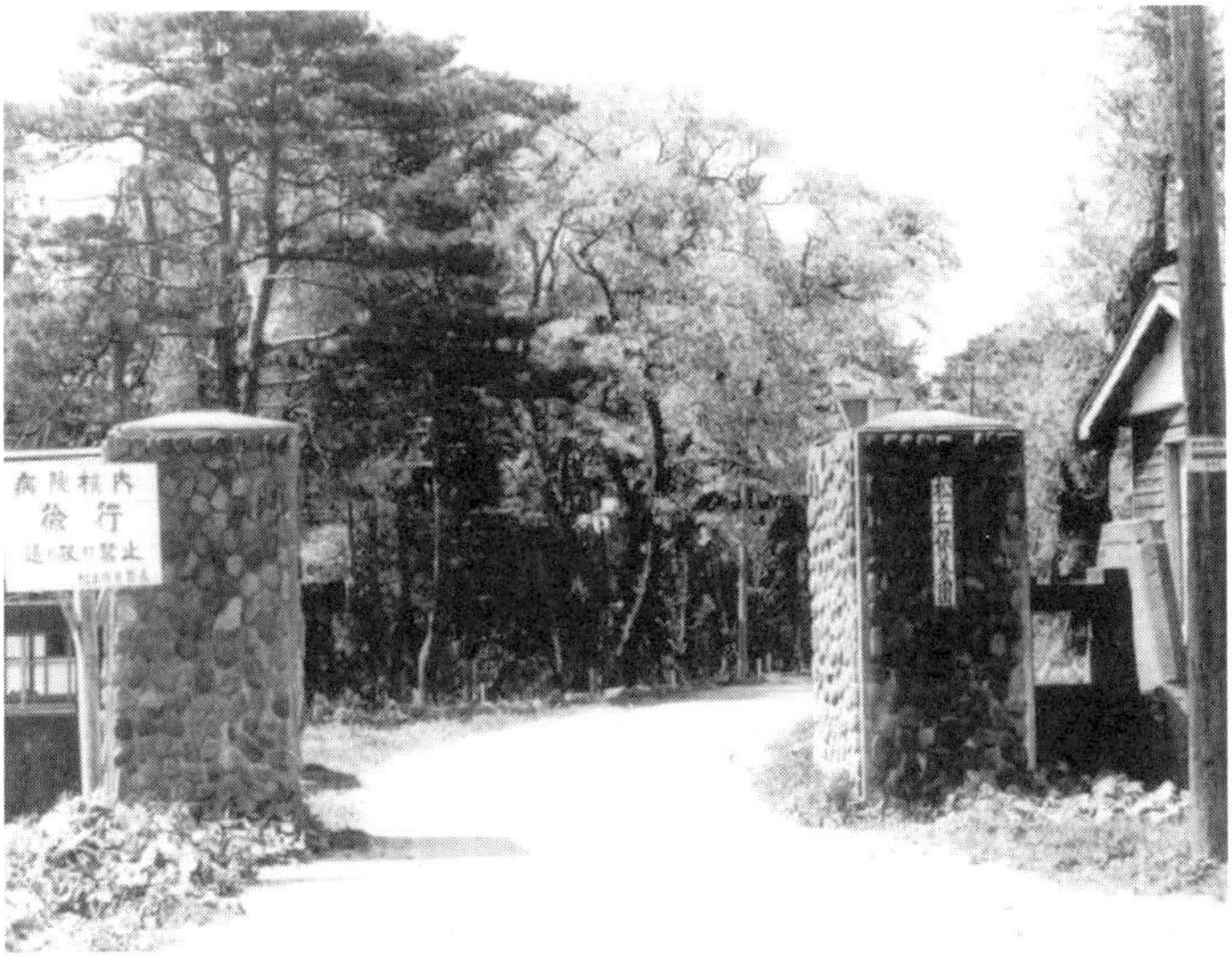

国立松丘保養園の旧正門

多ければ昨今縣下より収容すべき患者の果たし何名位に達し居るべきやは豫め明言し難きも十名以内のものならんと云ふ因に油川村にてハ仝村立傳染病を縣へ貸付するに際し新たに一家屋を増築せる由なるが右貸借期間は來る九月限りなれば縣にては其れまでに地所を選定し豫記通りの療養所を新築する筈也と（四月三日付）

当時、衛生行政は内務省衛生局警察部衛生課が主管で、浮浪患者の収容は警察官署の手で行われ、扶養者がいない者がまず収容の対象となった。癩療養所の建設は、他の療養所が建設候補地として挙げられると地元や周辺住民の反対運動にあい、何らかの騒擾事件に発展することが多いなか、近隣町村間に誘致合戦を引き起こした。

この間の経緯は、油川村と新城村の候補地争いとして『東奥日報』に報道されている。

癩療養所希望　油川と新城の競争

第二區奥羽六縣北海道癩療養所建設候補地として是迄縣當局の踏査せる所ハ既に数ヶ所に上りしが内より上北郡野辺地大字馬門及東郡油川村大字十三森仝郡新城村大字白旗野の三ヶ所を選定し目下其の決定に就て考査中なる由に聞けるが馬門は温泉あり気候亦た好適なる点に就て候補地とせられ油川及新城は敷地々所の幾部を提供すべき條件まで兩村互に競争するの状勢を現じ新城側にては此の程村の重立ち数名來青警察部に出頭して仝位置を新城村に決定されんことを陳情したる處之を聞きたる油川側にても敷地の提供を増加しても村内に仝所の建築を見んことを欲し居れりとのことにて位置問題に就ては多少地方の反対を豫期せし當局者も之には頗る案外の感に打たれつゝある如し(四月一九日付)

建設候補地として三カ所が挙げられ、新城村では重鎮が県に陳情に出向き、さらに油川村でも「敷地の提供を増しても建築されたし」との陳情を行っている。県当局は、地元の反対を予想していただけに、「之には頗る案外の感に打たれつゝある如し」と。

日露戦争後の東北は、凶災、飢饉にみまわれ、疲弊した窮民が増加した。貧農たちは、開拓農民や職工、鉱夫として北海道に移住していく。苦悩を背負った東北農民にとっては、「残っても悲惨、出ても悲惨」が現実であった。また新城村と療養所の誘致を争った油川村は、二度の大火にも見舞われていた。したがって誘致には、好まれぬ施設ではあるものの、村財政の改善、働く場の確保、土地騰貴への期待など、疲弊した村の立て直しという村当局者の思惑が存在していたのであろう。

第二区療養所は、最終的に新城村に建設されるが、そこに至るまでには若干紆余曲折があった。『東奥日報』は、四月三〇日に「癩療養所略ぼ決定」との見出しの下に、「第二區癩療養所位置は過日武田知事永田警察部長矢継土木桑原衛生兩技師等親しく東郡油川村の豫定地を踏査の結果仝村に設置することを略ぼ決定し本月中に地所買入の契約を為し確定を見るべしと聞く」と報じたが、五月二日これを「誤聞」と否定し、「新城村大字石江字平山なる大字石江の区有地十四町歩を買入れ新築するに決し去月末日附仝區より右に関する請負を徴し互に調印済なりと云ふ」と改めて伝えた。この結果、新城村では、「其影響として大字石江新城の土地の價格非常の騰貴を來し土地買収に奔走するものを見るに至」（五月一〇日付）ったという。

『油川町誌』は、この間の経緯を僅かであるが記しており、「油川年代記」が収録する村会記録の「明治四二年北部保養院に建物賃貸」の項に、「三月二日　警部長永田亀作より癩病患者収容所として當村傳染病舎を借り入れたき旨依頼あり村長承諾し、翌三日村會を招集して同意を得たり」とある。しかし療養所自体の建設については、三月二六日に「癩病院を當村大字羽白字野木和に建築の議を村會に諮りしが不同意なり」として、村議会で否決された。そこで、四月一日の仮療養所の設置にともない、同月二〇日に「北部保養院と建物賃貸借契約を為」したものの、療養所の竣工により九月二日新城村に引き移ったという(1)。油川村では、疲弊した村を立て直すため、村当局が誘致に乗り出したとはいえ、村会の合意を得るまでには至らなかったのである。

二　「療養所視察報告」にみる北部保養院

北部保養院の開設時の陣容は、「北部保養院職務規程」(明治四二年四月一日発令・県令一七号)によれば、院長一人、医長一人、薬剤師一人、書記若干名、職員若干名からなる小規模なものであった。当初は、内務省管轄下の警察部門が院長を務めていたが、同年一二月中條資俊医長が院長に昇格する。院長の指揮監督権は所在地の青森県知事が有し、昭和一六年(一九四一)国立療養所への移管まで続く。

翌四三年、青森県第一二回通常県会では、癩療養所設置後の運営につき質疑がなされた。

桜田文吉　本県の癩患者が年々増加しているのに、収容患者が減って居るのは何故か。

桑原技師　収容患者は減っていない。減っているのは患者費の減少である。これは道県負担額の減少によるもので、現在の収容患者は八七名、県別にすると北海道二〇名、青森、秋田各八名、岩手一四名、宮城、福島、山形各一一名、東京一名、無籍三名である。多数の患者があるのに何故収容せぬかというと、扶養者もあって治療の途があるのを除いているからである。

北海道の癩患者統計は、明治三九年の『北海道庁統計書』が最初で、明治三五年からの記録によると、明治末まで患者は増加の傾向を示し、明治三九年度の患者数は三一八名である。地域別では、石狩国八六名、渡島国六九名、後志国六一名、十勝国三〇名、胆振国二九名、天塩国一五名、北見国一三名、日高国八名、釧路国五名、根室国二名であり、千島国は皆無である。これは北海道開拓の進行状況と同様の傾向を示す。北海道への移民は、渡島、石狩の内陸部から沿岸部へと進められていた。患者の職業は、明治二〇年から大正一〇年までの全期間を通して最も多いのが農業で、北海道が農業植民地として認識されていたことを物語っている。なお、宮本正美「北海道に於ける癩の統計的観察」（昭和一一年）には、アイヌについて、台湾における「生蕃」と同様、「古來癩に犯されたもの無しといふ」との記載がある。しかし宮本は、その理由については、「未だ癩を輸入するの機會なかりしに由るや或は體質的特異性に出るや、其の何れなるかに就きては確證を有せず」と述べるにとどまった。

明治四三年の北部保養院入所者は八七名、そのうち北海道からの入所者が二〇名と最も多い。大正三年の『北海道庁統計書』によると、北海道のハンセン病患者数は二四四名で、出生地方別内訳では、北海道が六一名で最も多く、青森県の三五名がこれに次ぎ、以下、宮城県一七名、富山県一三名、岐阜県一一名、秋田・岩手県各一〇名、徳島・香川県各九名、兵庫県八名、福島県七名と続く。

発病原因として渡道前に発病したか、渡道後に発病したかについては、患者数二四四名のうち、渡道前にすでに発病した者四五名（二二・一％）、渡道後に発病した者一九九名（八一・六％）と渡道後の発病が多い。患者数とその割合では、渡道前に発病した者四五名のうち、感染源として疑われるものが、①血族または周囲に患者がいた者一九名（四二・二％）②先祖に同病者あると伝えられる家の血統者によるもの五名（一一・一％）と、合計二四名（五三・三％）である。また渡道後に発病した者のうち、血族または周囲に患者がいた者九〇名（四五％）である。この結果によれば、ハンセン病患者との接触があった者が、渡道前、渡道後も含めると四五％前後を占めている。

北海道移民のうちハンセン病を発症、また血族にハンセン病患者がいた場合、北海道は、因習や差別、偏見に怯える者の逃れの場となりうる新開地でもあった。入植者、入植地の状況は、「居小屋」と称された笹葺の掘立て小屋から始まり、赤貧洗うような困窮者の集団が多く見られたように、「棄民政策」と批判されるような状況であった。かつ積雪寒冷地での厳しい開拓生活は、重労働と劣悪な居住環境、栄養不足などにより、総体的な免疫力低下による発症が多かったことをうかがわせる。

大正二年三月、真宗大谷派の僧侶本多慧孝は、国家当局の要請を受け、宗教者の「慰安強化」として全国のハンセン病療養所視察を行い、開設四年を経た北部保養院の状況を「第二区療養所北部保養院視察報告」と題して、次のように詳細に報告している。

北部保養院は、「青森市ヲ距ル陸路壱里八町余ニシテ新城駅ヲ距ルコト八町余」の新城村大字石江字平山一九番地にあって「四圍土塁ヲ以テ界シ」、総坪約四万七〇一〇坪（反別一五町七反一〇歩）もの広大

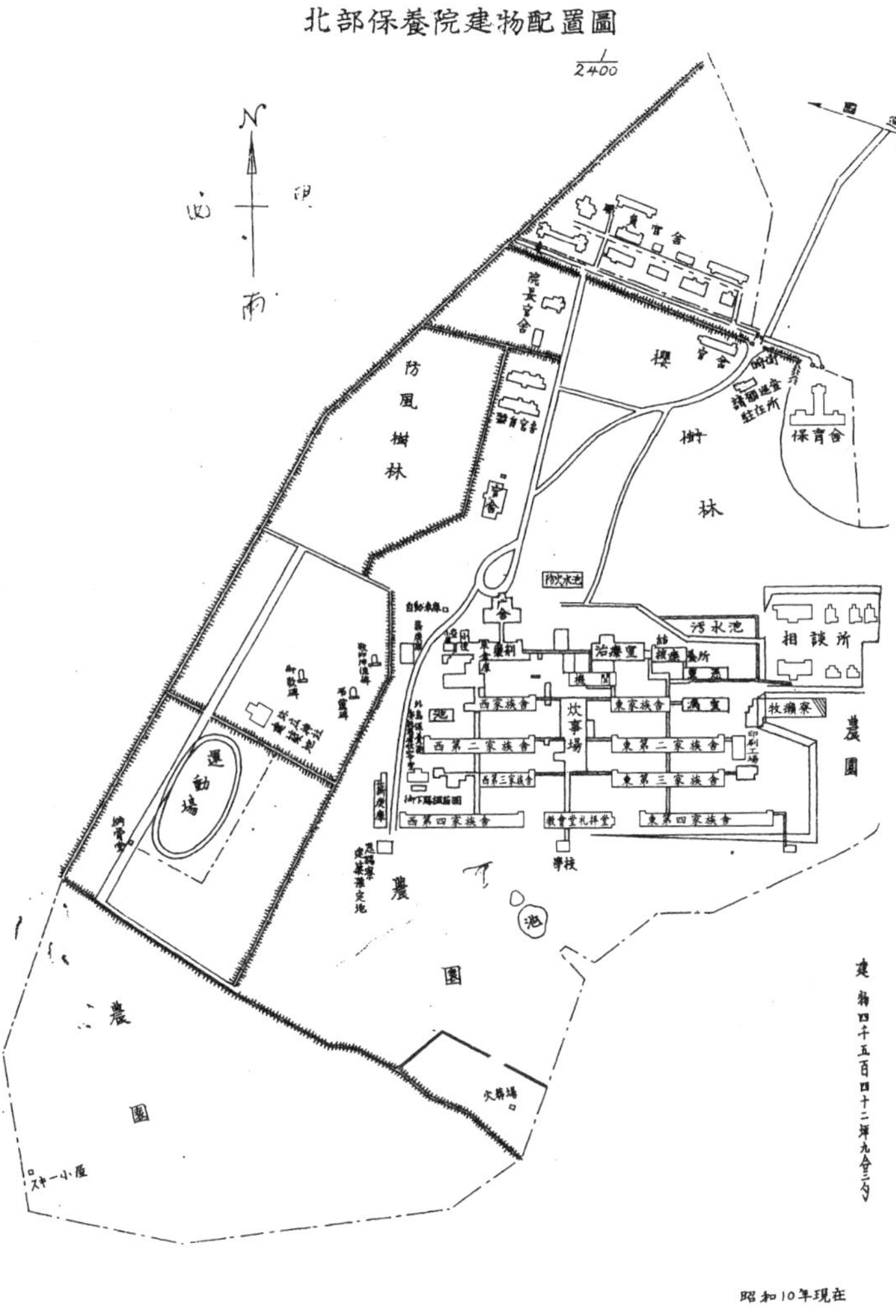

図1　北部保護院建物配置図（昭和10年現在）

な敷地を誇っていた。これに対し、庁舎その他の総建坪数は九九四坪二合五勺で、「建築狭隘ナレドモ各室通路ハ廊下傳ニシテ便利ナリ」と。事業開始の翌四三年度には、追加工事として特別室を増築。特別室の増築は、「三間ニ六間ノ一棟三室ノ特別家族舎ト一間半ニ三間一棟三室ノ特別室ト云フ不良患者ノ収容所ヲ増築セシハ注意スベキコトナリ。何レモ風紀上ニ関スレバナリ」と評されているように、開設当初より所内の安寧を保つことに苦慮していることがうかがえる。患者の日常は、次のように報告されている(句読点は原文ママ)。

一　食事。食料ハ米六分ニ割麦四分ノ割合ヲ以テ一日一人ニ付キ四合七勺乃至五合ヲ副食物ト共ニ毎日院ヨリ給與セラル、ヲ以テ各家族舎中軽症者四名乃至五名ツ、當番ヲ定メテ交代炊事ニ従事シ。又重症室収容患者ノ食物調理モ軽症者ノ炊事ニ任セ主食ニハ粥及ビ片栗等ヲ用ヰ滋養物トシテハ鶏卵及ビミルク等ヲ給与シ、調理シタル食物ハ各家族舎ニ運搬分興シ一定ノ時間ニ於テ患者一同食卓ニ就クハ恰モ一家族ガ相団欒ノ快アルベシ。賄ハ魚類多キヲ以テ時々患者ヨリ野菜ノ副食物ヲ望マレ居レリト云フ。而テ炊夫ニ撰バレタル者ハ是ヲ最上ノ名譽ニシテ無報酬ニ忠実ニ働キ居レリ。其炊夫ニハ其中ヨリ一名ヲ取締トシテ一名ヲ院ヨリ命ジ居レリ。炊具食器ハ総テ患者ニ貸與シ置キテ消毒ヲ施サズ。間食ニハ時々白米ヲ給シ握飯ヲ作ラシメ之ヲ與フト云ウ。

一　入浴　患者入浴ハ男女浴場ヲ区劃シ。毎日若クハ隔日ニハ一回之ニ入浴シテ身体ヲ清潔ニシ治療ヲ受クルヲ例トス。火夫及風呂場ノ如キハ軽症患者ノ自動的労作ニ依ル。又薬湯ノ設ケアリ。時間ハ午前ト午後トヲ以テ男女入浴ヲ區別シアレリ。

一　治療　努メテ日進月歩ノ治術ニ浴福セシメントテ諸般ノ診療處置ヲ受ケシメン為軽症患者ニハ日々診療室ニ於イテシ、重症患者ニハ病室ニ収容シテ夫々診療ヲ施行シ重症患者ニ對スル看病ハ軽症患者ヲシテ之レニ充テツヽアルヲ以テ互ニ厚ク同情ノ下ニ病軀ヲ養フコトヲ得ルヲ以テ大ニ其意ヲ慰ムモノアルガ如シ。診療所ハ別ニ建設無キヲ以テ現ニ隔離室ノ内ヲ内科外科ニ充用セリ。繃帯交換ハ患者ヲ助手トナシ一日ニ四十名ツヽ交換セシメ之ニ要スル晒木綿ハ一ヶ月二十反ナリト。

当時、主食については、十分与えられていたようだ。重症者には鶏卵、ミルクなども供されている。炊事は全て軽症者の労力により賄われている。また重症患者の看病治療の助手も、全て軽症者が行っている。包帯交換に要する晒木綿は一カ月二〇反と、潰瘍を有する重症者の多さをうかがわせる。

所内における作業は、軽症患者をして「随意之ニ従事セシメツヽアリ」、農耕作及び被服、寝具の洗濯、裁縫その他藁細工等に至るまで、患者の手になる製作品で院の需用に適するものはこれを奨励し、安価に買い入れるのは、「単ニ慰藉ノ一法ナルノミナラズ、又以テ経済趣味ヲ養フノ一方策ナルベキヲ思ヒ」、従来実行しつつあったという。しかし「其間悪弊ヲ生スルノ虞アルヲ発見シ、明治四十四年十一月ヨリ之ガ買収方ヲ廃止シ、爾来専ラ賞與法ニヨリテ作業ヲ奨励シツツア」った。その作業奨励金については、当初白米を一合ずつを給与していたが、明治四三年九月より、「看病人重症患者ニ附添」が一日金三銭、「火葬及納骨」が一人分金三〇銭、「耕作（四時間就業）」が一日金四銭（耕作地一町一反分）、「炊夫長」が一日金四銭（一人）、「大工」が一日「物品ニ拠リ其都度評価」（二人）、「洗濯夫」が一枚金二銭、「洗湯夫」が一日金三銭、「糞便掃除人」が一日金三銭、藁細工が草鞋一足につき金五厘、草履一足につき金七厘、と改訂されている。すなわち北部保養院は、入所者自身が火葬納骨業務を含め、多くの業務を担うことで成立しえたのであった。

患者取締については逃亡、不良行為に対し厳しく行われ、謹慎、厳戒の二種があり、職員がその任に当たるとともに患者代表、室長、相談役等を選任し患者間のトラブルに対応し、監視人、門衛も兼任している。「男女関係ハ夜分ハ廊下ノ出入口ヲ閉鎖ス」とある。

開院以来収容数は、男九七名女三一名と収容延数一二八名を数え、男女比はほぼ三対一と男性患者が圧倒的に多い。開院以来の死亡数は二九名と重症者が多かったことを物語っている。逃走者は男性のみ一〇名、女性の逃走者はない。他区への送致数は八名。現在の患者数は九二名。収容患者ノ配置は、住宅室として大部屋三六畳に平均一四人を収容し、雑居部屋である。病室は一八畳一室を男女混合で収容。夫婦患者室の収容は現在ない。

教育は明治四三年より開始し、毎日もしくは隔日、小規模ではあるが、中等教育の素養ある患者が、少壮患者一〇数名に対して、二時間程度の初等教育を教授している。娯楽としては、家族舎では庭園つくり、池を掘り養魚を楽しみ、舎内では囲碁、将棋、尺八、琴、笛、オルガン等を弄び、又小説、雑誌に退屈を凌ぐなど、様々な趣味活動などで無聊となりがちな中にも、何らかの楽しみを持ち過ごしている様子がうかがえる。また慰藉として演芸家などを招き語り物、蓄音機を聴くなどし、野菜つくりなど精神的な楽しみを与えている。祭日には食費の残余で餅、菓子、赤飯などを与え、記念日及び慰霊祭日などを設けている。

教誨として毎月三回、真宗大谷派と曹洞宗の僧侶が訪れ布教に当り、患者は何れも熱心だが禅宗を喜ぶ様子と。葬式執行は曹洞宗が行い禅宗的に執行し、患者一同職員も参列し同情を表す。遺骨は受け取り希望あれば遺族に引渡し、希望なければ礼拝堂の一隅にある納骨棚に納められる。

僧侶本田慧孝は、詳細な視察報告の最後を次のように総括している。

最初ハ地方患者ノミニシテ頗ル好成績ナリシカド追々浮浪患者ノ収容セラル、ニ至テ賭博及ビ姪猥ノ行為多キニ及ビシヲ以テ明治四十三年ニ其不良患者ヲ収監スベキ特別室ト称スル謹慎室三室（一間半ニ三間）ヲ設ケ頻々トシテ是ニ収監シタルニ返テ其反動ヲ生ジ一般患者ヨリ猛烈ナル暴動ヲ試ミラレ、遂ニ立法主義ハ破レテ懐柔主義トナスニ至レリ。依テ其後ハ決シテ収監セザルニ至リシト云フ。而テ現今ニ於テハ恩威共ニ行ハル、ノ風アリテ患者ノ修養大ニ視ルベキモノアルニ至レリ。是レ一ニ不良患者ノ淘汰ト二ニ修養患者ノ保護ト三ニ為政者ノ感化法宜敷キト四ニ地方患者ノ先天的順良ト五ニ修養的教誨ノ効果トニ依ルモノナランカ。

現場作業は、「病む者が苦労負はねば立ちゆかぬあ、国立の癩療養所」（滝田十和男）と後に詠まれたように、療養所開設当初から軽症患者の手により全て行われていた。それだけに浮浪患者の収容は、北部保養院が「指のない掌をさし出して施しを乞う乞食（ホイド）」を収容する「ドス病院」と呼ばれていたという、戦後に日本社会党の衆議院議員となった淡谷悠蔵の証言に読みとれるように、運営に困難を極めたのである。

三　患者をめぐる相克—東の中條資俊、西の光田健輔—

明治四二年（一九〇九）、政府が全国五カ所に設置した公立癩療養所には、二人の若い医師が就任し、後に二人は共に院長になる。東の中條俊資、西の光田健輔である。光田は、当時全生病院で、中條と共に「癩患者の慈父」といわれた。光田は、戦後の自著『回春病室』の中で、明治中期の癩をめぐる状況を回顧し、「私は義憤を感じる。癩がこれだけ多いのに誰もこれを問題にしない。実に恥ずべきことである。医者のわれわれは、まずこの病理病源をつきとめ、充分に治療し、不治を可治にしなければならぬ。それよりは隔離はもっとも急を要する。全国をさまよい、家を追われて乞食をしている人たちを収容しなければならない。これらの人たちから癩が感染しないよう、国民を守らねばならぬ。そして、その実行のためには政治の力を借りるしかない」と考えたと述べている。

二人の癩療養所運営は、病者への扱いをめぐり異なっていた。全国の療養所は、開所以来逃走患者が続出し、逃走防止が大きな課題でその対応に苦慮していた。そのため離島隔離について、中條は当初積極的にこの考えを主張した。「らい撲滅」を目的とした公立療養所長として、その責任と義務を果たせない苛立ちがあったのだろう。大正四年（一九一五）、日本のらい対策の理想は、ハワイ諸島のモロカイ島らい療養所のような離島隔離であると主張した[2]。

らい患者の隔離所を島嶼に定め、らい療養所となし、現在五カ所ある療養所を併合して同島に移すともに、自らの手によって予防方法を出来ない情況にある家庭のらい患者も全てらい療養島に収容する。らい療養島は治療機関を主とし、これに警察、宗教、娯楽等の補助機関を設け、また産業を興して島の経済に資する。

大正八年一二月一九・二〇日の両日、内務省保健衛生調査会第四らい部会で行われた公・私立療養所長会議では、公立療養所長はいずれも離島隔離に賛成しており、その主な理由が収容患者の逃走防止にあることがうかがわれる。国立癩療養所設置について、当時国の保健衛生調査会委員であった光田健輔は、大正七年命により候補地選定のため沖縄県・岡山県及び台湾へ出張し、一二八頁に亘る復命書を内務省衛生局に提出した。沖縄県八重山列島の西表島を第一候補地とし、第二候補地として岡山県・長島を挙げていた。これは、大正九年六月四日の「秘癩予防に関する意見」に読み取ることができる。

再三療養所を逃走するものに於いては内地療養所に於いて到底療養の目的を達せしめ難きを以て之を絶海の孤島に設立したる国立療養所に移すべし、而して有資の癩浮浪者は現今の療養所を公開して収容の途を開くべしと雖も若し茲に入るを肯せず若しくは再三逃走して公衆衛生上危険と看做すときは国立療養所に収容すべし。

この離島隔離に対しては、昭和二年貴族院及び衆議院の両院に「癩患者自由療養地設置」の請願が行われた。中條は、こうした動向を受け、昭和四年内務省に於ける療養所長会議で「自由療養地区設定促進に関する件」「療養所開放に関する件」等を提出議題として挙げ、自由療養地区構想を積極的に推進するよう動いた。

一方、光田は、昭和四年（一九二九）、中條や外国宣教師の離島隔離反対論を意識してか、「せっかく、癩の伝染を力説し、これが予防的対策を講ぜんとするに当たり、大なる障害ならんとすることは癩問題の一大危機に瀕しつつあるものと言わざるべからず。吾人は、癩患者は隔離所において治療するをもって最も安全なりしとし、これが軽快して、治癒したるがごときものも院外において不規則なる生活は直ちに再発して治癒すべからざるに至るが故に、なるべく院内にとどめて、これに適当なる作業を課し、もって重症者を看護し、或は院内の福利を増進すべき、相互扶助の事業に従事せしむることを奨励するものである」と、離島に癩患者のパラダイスを完成せんとの想いを力説する。この離島隔離案は、内務省衛生局長潮恵之輔が説く「風景絶佳の島」を「らい患者」安住の地にしようとの提言をふまえ、具体化していく。

日本のらいは日本人が何とかしなければならない。そんな絶海の孤島にやるというのはもっての外だ。アメリカがクリオン〔フィリピン―筆者〕に、もっていったというのは、占領地だからやっているのだ。日本のらい患者はみな同胞ではないか。病気が嫌だから、あるいは病気を他の人にうつさないために、日本人がわれわれの兄弟姉妹を絶海の孤島にやるというのはもっての外だ。それよりも、もう少し他の事を考えたらよかろう。瀬戸内海のしかるべき風景絶佳の島を探してやるように考えたらどうか。いい島で、らい患者が喜んでゆくように考えるのがよい。

かくて国立療養所第一号として、昭和六年岡山県長島に「長島愛生園」が開設され、光田が園長として就任した。中條の「癩患者自由療養地設置」への想いは、大正一二年の第三回癩国際会議の決議をふまえてのことであったが、日本の趨勢とならなかったのである。この間のことは、昭和九年の園の機関誌『甲田の裾』四・五月号に、読みとることができる。

　却説癩の予防は患者の隔離に依つて目的を果たし得る事は、古来の経験が明かに証拠を示して居ることは、上来述べた通りではあるが、伝染力の微弱な程度から考へて離島とか乃至山間僻地を選ばずとも、目的を遂げ得るは、之又既述せる所に依つてもはや疑いを要せず筈、従つて大正十二年にフランスのストラスブルヒで開かれた第三回国際癩会議も、癩患者の離島乃至僻地取扱ひ措置は妥当ならずとの一項が決議されて居る。日本からは内務省の内野防疾官と、時の光田全生病院長が列席して居るのである。其当時我が国立癩療養所設立の計画があり、岡山県下の長島が設立地として適当だとの光田君の提唱に依つて調査が進められそれに決定したが、国際癩会議から帰つた光田君は、「国立療養所設立地として折角是迄離島を選んだが、是は国際意見と一致せないものであった」と、熟々話されたことがあった。

　要するに、癩の隔離は本病予防上、甚だ重要事ではあるが、之を人道上また処理の便宜上、将又伝染力の微弱なるに鑑み、徒らな遠島的計画を避け寧ろ開放的ならしむるを合理的と言うに帰するのである。

大正一二年第三回癩国際会議に出席した光田は、「折角是迄離島を選んだが、是は国際意見と一致せないものであった」と、複雑な想いを中條に伝えたのだった。中條は、光田と異なり、「人道上また処理の便宜上、将又伝染力の微弱なるに鑑み」、「開放的」な自由療養をめざしていく。その背景には、北部保養院に就任までの一年、東京目黒の慰廃園で嘱託医をしており、都市近郊型療養所の利点を知っていたこともあづかっていよう。かくて中條は、光田と距離をおき、非政治性をつらぬき、「脱俗的」と称されたように、光田の離島隔離論を黙殺し、己の道を歩むこととなる。昭和初期、光田は、「療養所の設立地について―北ヲ選フベキカ南地ヲ選フベキカ―」と題し、北国は療養地として適さないとの意見を披瀝している。

寒気ハ癩ニ対シテハ神経痛・潰瘍面ノ崩潰・火傷等ヲ発シ易ク、又精神ノ緊張シタル癩患者ニハ一層緊張シテ刺戟性トナスノ恐レアリ、又経済上ヨリ云ウモ衣服・寝具及暖室等ニ少ナカラズ費用ヲ増ス、又五月ヨリ冬籠ヲ出テ十月迄ニ冬籠ヲ成スノ用意ヲ成シ、頗ル多忙ヲ極ムルノ夏期ニ引換ヘテ、長キ冬季ハ全ク無聊ニ苦シマザル可カラズ、北地ニアリテハ健康者ハ兎モ角、癩患者ニアリテハ作業ニヨリテ其生活費ヲ償フ能ハサル也、加之南地ヨリスルモノハ喜ンデ厳寒ノ地ニ向フモノアラズ、故ニ強制的ニ隔離スルヲ要スルモ逃走相次ギ、安シテ一生ヲ終ルモノナキニ至ラン故ニ吾人ハ気候温暖ナル南地ニ殖民地ヲ求メザルベカラズ、殊ニ逃走ヲ防グニハ島嶼ヲ最モ便利トス

政府は、「良兵良民」を旨となし、癩の伝染力を誇大宣伝し、巷に恐怖感を煽っていく。らいは遺伝病、家筋等と言われ嫌悪されていたが、伝染病と宣伝され、このため旧来の観念を払拭できず、患者、家族一門の苦しみは倍加した。

開設当初からいずれの療養所も、収容した患者の処遇に苦慮していた。大正四年、内務省衛生局による療養所長会議では、中條が審議事項として「患者慰安ノ方法」「風紀取締ノ方法」「軽症患者ニ課ス労働ノ種類、程度」等を挙げているのに対し、光田の提出議題は、「患者転送防止」「院内出生児ノ始末」「患者

懲戒法及ビ院規ノ統一」等、療養者をいかに管理するかを問題としたものだった。

病者の取り扱いは、大正六年一〇月二〇日青森県指令第二三七六号による、入所者の懲戒附則発布となり、謹慎室や監禁室が各療養所に設けられた。こうした療養所の姿は、大竹章が『無菌地帯』で、「保護の内容が低劣であればあるほど、彼らは収容の目的が取締りにあったことを感じ、新たな絶望が彼らを自暴自棄にし、無慈悲な政策が彼らを反抗と無軌道に追い遣った。賭博、逃走、喧嘩、私生児、捨て子、どぶろく密造、外部との闇取引等々、療養所は混乱と無秩序に向けて進んでいった」と、いわれる状況でもあった。

このような状況は、各療養所に大なり小なりみられたことである。北部保養院でも、自治会総代への実質的権力移譲により、その運用が捻じ曲げられていく。中條は公立診療機関の貧弱さを訴え、療養所によりかなりの優劣の差があり、この結果他の療養所への憧れが、逃走の一因にあることも否めないことを示唆し、診療機関の充実を期待し、治療法、研究の必要性を述べている。なかでも北部保養院は、北の寒冷地として気候不良を嫌い、東京・多磨全生病院への入所希望が多く、すでに三〇名以上の転籍者があったという。道府県により財政事情も異なり、設備処遇等の面でも格差があり、将来自然滅亡か全生病院との合併が取りざたされていた。ちなみに内務省衛生局が調査した「昭和二年一月　道府県立療養所状況」によると、大正五年度から大正一〇年度にかけての道府県立癩療養所収容患者一人あたりの一年間の経常費は、全生病院の平均二三一円八三銭に対し、北部保養院が一〇一円一七銭と、半額にも満たないほど大きな開きがあった。だが戦時下の北部保養院は、昭和一六年以降に大がかりな「無らい県運動」による強制収容が行われ、入所者が増加の一途を辿っていく。

四　中條資俊院長の営み

明治四二年四月九日早朝七時三〇分に青森駅に到着した三六歳の若き医師は、慰廃園嘱託医としての働きを認められ、北の大地に第一歩を踏み出した。明治末期浮浪らいの収容に始まる、国が行う初めてのハンセン病療養所運営事業の大任を委ねられての赴任であった。中條資俊《すけとし》の生い立ちは、『中條資俊伝』にうかがうことができる。

中條は、明治五年山形県南置賜郡塩井村、現在の米沢市塩野の一農家の三人兄弟の末子として生まれ、幼名は竹田留吉といい小学校卒業後は七年間農業に従事し、二〇歳のとき最初の養子となるが、その後米沢市の開業医の下で調剤業務に従事、翌二七年福島県信夫郡の医師の薬局に調剤兼医術助手として、この頃より医者を目指し医学の道に進む。明治二八年二四歳の春上京、苦学の末明治三〇年二六歳で、一高現在の東大医学部に入学、その後千葉医専に学び明治三四年卒業した。上京後僅か四年にして医師の資格を取得、明治三五年一月、「医師開業ヲ免許ス」。医専を卒業する前年、米沢市の開業医中條深造との養子縁組が進み、深造の長女ハルと婚姻、中條家の人となり幼名改め名を資俊とした。明治三六年四月、県立千葉病院内科部助手見習いより、北里柴三郎博士の設立した伝染病研究所に嘱託技手として勤務し、特に癩菌に対し深い関心を示し、生涯をかけて癩の根絶に命を燃やそうと情熱をふるい立たせていたのである。

浮浪患者が命を求めて伝研の扉を叩き、治癒への道を必死になって探そうと命乞いをする者がひきもきらなかった。若い医学者として、それらの患者に自ら憐れみの心を抱いたのは当然のことであろう。当時の慰廃園に嘱託医として任命され、本格的に癩患者の治療が始まる。時に中條二二歳、医専を卒業して僅かに一年と数カ月である。北部保養院の設立により、政府の要請を受けた北里は、中條が若年ではあるものの、将来を嘱望された医師であり、また東北出身であるという理由から保養院への出向を決めたのであろう。新しい事業とはいえ、万人が忌避して寄りつかない「業病」との対決である。

中條は、昭和一五年六月の関西救癩協主催の「癩療養所回顧座談会」に紙上参加し、赴任当時の北部保養院ついて「昔を思へば、實際療養所は改善された。何せ創業時代は総ては架空だ。それでやつて見て一、二年は悪くとも我慢するという風であつた」と回顧し、患者の取り扱いについて、次のように述べている。

患者の取り扱ひも無理解が多かつた。何せ當時の所員は警察上りが多く、患者の扱ひ振りも手荒であつた。或夜患者の點検を行つた宿直員が室内を見ると既に就寝したものですから電燈を點けて見たところ、同衾者が見つかつたので、室の中に内下駄のまゝ踏み込んで、尻の方から蒲團を捲り上げた。そして同衾者の名を手帳に記録するといふ遣り口は、正に巡査の職務其の儘だつた。

中條は、こうした診察につき「入所後の医療は極めて貧しいものであったが、初めての診察はかなり綿密に丁寧に行われていた」と、語っている。菊池は、このような丁寧な処置を「自分は、あと一、二カ月も入所出来なければ、野垂れ死にしていただろう」と述懐したのである。

中條が北部保養院で取り組み独自に開発した薬がＴＲである。それは、中條が心血を注いだもので、薬品となる原料は自らが防雪林として植樹した落葉樹の油である。当時医官であったある医師は、このTRの製法について、「落葉松の油をテレピン油に混ぜ、長日月放置酸化させたものを、水と油に分解乾留したものである」と言う。菊池によれば、この薬が患者の静脈に注射されると、「丹毒、熱瘤等の解熱降下にはかなりの効果が現れ、これに依って救われた患者は幾人居るか数え切れない」という。菊池は中條の死後、「このTRの製法を受け継ぐ者はなく、今では文献として残されているに過ぎないだろう」とも述べている。

中條の営みは、昭和一八年二月の『甲田の裾』に「新春雑詠」として「千万の木の根草の根分け行きて醜の病の薬たづねむ」と自ら詠んだように、ひたすらこの病を治し患者の回復を願うものであった。中條は昭和三年この治らい薬TRの研究により医学博士の学位を授与された。だがTRの限界は、中條自身が冷静に判断していた。「らいの免疫性発現は識者の認めている疑わざるところ殊に結節らいにおいては、重症の場合も、時日の経過により、何らの治療を加えずとも快方に至ることは往々にして、治癒を招く場合あるは決して珍らしきことではない。吾々はらい検診に地方のらい患家歴訪の際、克く見られる所にして、古来の学者も亦認めし所なるは文献上明らかである」と、自然治癒例について言及している。こうした加療による治癒者は、中條が『甲田の裾』昭和一一年一一月号で「当保養院において加療致しました壮丁二名が、徴兵検査に合格したることも、畏も、皇太后陛下の御上聞に達し、陛下におかれましては殊のほか御歓び遊ばされた趣、加療者と致しまして洵に感激に堪えない次第であります」と記しているように、徴兵検査の合格者が具体例として報告されている。

昭和一六年に全国公立らい療養所は、国立に移管されたが、その年日本は「大東亜戦争」に突入し、らい行政も、らい療養所の運営も、未曾有の過酷さ悲惨さと困難さの暗黒時代を迎えたのであった。昭和一九年中條は、動脈硬化症脳血管障害のため病臥に伏したのである。

昭和二二年三月一日午前一時、中條は逝去。享年七六歳であった。「自分は青森の療養所の土になりたい」との生前の言葉どおり、療養所の火葬場で荼毘に付され、遺骨は園の納骨堂に納められた。日本でのプロミン使用実験開始の四カ月前であった。松井蔚（元青森県予防課長）は、追悼文に「毎年開かれる東北六県及び北海道の責任者の所謂予算会議では、国立が割合よきに比し、経済に貧弱なる東北各県のこととて、先生の苦心は甚だしく、殊に患者関係の経費についてはいつも強論を以てこれに当られ、熱をこめ時には涙を流して得された。患者思いの先生のご心情には頭の下がる思いであったことが一度や二度ではなかった」と記している。

日本の救癩史上に中條資俊のみ名を残して
逝きましにけり（多磨全生園・森下静夫）
雪にまみれし慈父を病床に迎ふとき病ひ癒

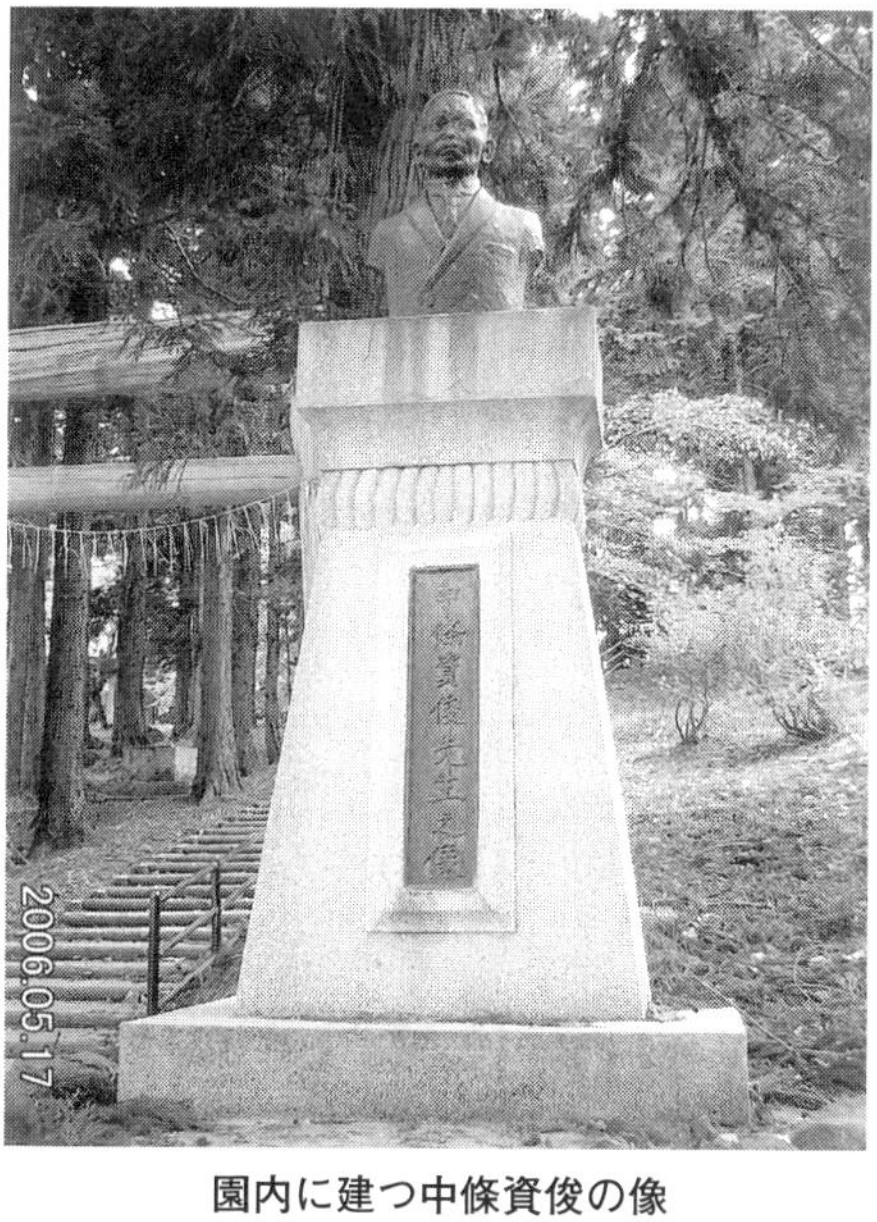

園内に建つ中條資俊の像

えたる心地こそせし（松丘保養園・新谿生雄）

『中條資俊伝』の編者荒川巌元松丘保養園長は、「中條資俊先生とその業績」のむすびで、「中條先生には光田先生のように積極的に政治的な活動をされることはなく、又多くの御弟子が参集するということもなかった。唯一貫して医師として病者の医癒のために挺身された。らいに関しては祖国浄土を念願されたが、その趣旨は離島隔離主義とは全く異なるものであった。療養所は家族との交流の可能な場所に設置すべきであると主張し、念願かなって国立療養所東北新生園が設立された時の喜びようは尋常ではなかった」と、ハンセン病患者と共に生きた姿を記している。

五　患者の相貌

明治期北海道開拓は、内国植民地といわれるように、多くの課題を抱えて出発した近代日本の縮図でもあった。移住者は、新天地に差別から逃れてきた者をはじめとして、多様であった。なかでも明治末から大正期にかけては、凶作、大凶作が相次ぎ、日露戦争後の凶災で東北からの移住者が増大した。大正九年（一九二〇）の内務省衛生局「各地方ニ於ケル癩部落、癩集合地ニ関スル概況」では、苫前郡の一部落の報告例がある。また昭和一三年三月の道庁長官報告による「北海道に於ける癩患家指導状況」では、患者は五九戸六四名で道内のほぼ全域に散在していた。

北部保養院の開設は、こうした北海道のみならず、東北六県にとり救済の場となることが期待されていた。初めて来院した患者は二五歳の青年で、明治四二年（一九〇九）四月一五日のことだった（四月一七日付『東奥日報』）。

癩患者の初収容本人より志願して

一昨日午后五時過ぎなりしが年の頃三四十の間とも打見ゆる癩病患者の男一人本縣警察部の宿直室を音（ママ）づれ自分は盛岡生まれの現住所は本縣上北郡三本木なるが此の度青森附近に癩収容所出來たりと聞き療養を乞はんが為めに來青せりとのことに警察部にては早速青警と打合せの上夫々手續を濟ませ白鳥巡査護送して油川へ到り仝七時頃某収容を了したりとの事なるが云うまでもなく之を以って癩患者の初収容と為る

『東奥日報』は中條医長の着任とその動向、初収容患者の様子を詳細に報道した。それは、施設を受け入れた青森県民に、北部保養院を紹介し、広く啓蒙しようとしていたからにほかならない。一九日付の同紙は、初入所者とのインタビューを「初めてのお客様」[3]と題し、次のように伝えている。

▲収容の患者―片村忠太郎（廿五）は十七歳の時初めて腕の関節より病毒外部に現れ爾来家人に厭われて放ひ出されたる後は北海道其他の地方を徘徊して遂に本県上北郡三本木村に止まり農家の手傳いをやったり木賃宿に居て縄を作るなどして其の日其の日を暮らし來たれるが昨年本市附近に保養院が設けらるゝとの噂を聞いて大いに悦び來青の上警察に問い合わせたるも當時尚ほ確定しなかった時なので空しく歸村したこともあったさうだ然るに愈々本月一日より油川に設けられたとの噂を聞いたので去る十五日又々來青し直接保養院に至りたるも直接収容すること出來さる旨にて止むなく再ひ當市

に帰り警察部に手続きをなして愈々入院を許されることになったのである
▲収容患者の病状　昨年より心掛けたる保養院入りも漸くにして其の意を果たすことが出來て忠太郎の悦び一通りならず涙を流して感謝の意を表して居る忠太郎の病状は十七の年から九年間も患ったので今はもう関節は勿論顔面にも病状が現れて下半身などは見るに堪へさる程無惨なものである
▲未だ投薬せず―収容の翌日一回診断せるのみで未だ投薬はしないさうただ兩三日中より治療に着手する筈だそうだ

この記事は、家族にも厭われ家を追われ、九年間生きる糧を求め北海道、東北を転々と浮浪し、病状もかなり進んだハンセン病者の悲惨な状況を読みとることができる。入所できた悦びと感謝を表し、漸く安住の地を得たとの思いなのだろう。治療を求め、自ら待ち望み入所した患者にインタビューし、未だ治療を開始していない点にもふれ、治療機関としての役割期待を述べた記者の暖かい眼差しが感じられる。この片村忠太郎こそ、中條医長が北部保養院で出会った最初の患者であった。

内務省衛生局は、大正一〇年（一九二〇）四月各都道府県立癩療養所長に対し「癩患者の告白」を徴した。同書には、「之に依りて患者の発病当時の感想、疾病の隠蔽及び治療に対する苦心、社会の患者及び其の血族に対する嫌悪、圧迫遂に故郷を去りて遍歴するに至る経緯、浮浪徘徊に依りて、病毒散布の状況、収容当時の心理状態、将来の希望等を窺知し一は以って向後予防施設の改善適応に関する参考資料たらしめ一は以って癩に対する正当なる理解と同情とを喚起するの具たらしめんとするに在り」との編纂目的の下に、入所者の率直な思いが手記としてまとめられている。

北部保養院設立間もなく一六歳で入所し、一三年を経たA（男性・二九歳）の手記は、院内を客観的、冷静に洞察しており、当時を知る貴重な手がかりである。彼は発病当初、母親から母子自殺のことを話されたが、医学の力を信じ極力全快を主張し、母が手放しかねたのを進んで入院した。入院できた喜びは大であったと。

当院に入院した時醫長を博士だと聞いた。それに獨逸へ留学さるといふことも聞いたから、田舎少年はもう眞に治ったものゝごとく信じていた。當時只大風子の丸薬一回一個とは小さな児童心を淋しくした。注射の無いことも私の想像を裏切っていた。病院らしくないのに強い希望を傷つけることもあった。当時は全快せぬという人が頗る多く、自暴三昧の態度には甚だしく憤慨して仕舞った。不治だという人は皆重い恐ろしい容貌の人であったから、私はまだ治るにしても早いし、早く治療したら喰止めることができると考え、私は約二年間この希望と確信を守ってきた。十八歳を期して私は元の身體になり得ると信じていた。

だが、入院当初の医療は粗末なものであった。Aは治療に努力を重ね、新しい薬剤が医長の研究で出来た時は、率先し研究材料となるが、治療効果は大風子油を上回るものでなく、それだけに失望は大きく病状を増悪した。大風子油注射が開始されると、「注射の続行により、病勢力の沈静又は後退しつゝある者が少なくない。然し茲五年前より、この著大なる効果について一般的に注目するようになった。二、三年間は注射施療を競ふて行いつゝ在ることは、明に効果の実証を語るもので、自ら薬を求め、然して自ら器具を使用して、施療を不足としている熱心家も少なくないので在る」と、その効果が注目され始めた。だが北部保養院では大風子油の使用量は、中條の著書には極量一〇グラムとあるが、実際の使用量は四グラム（週二回・一回二グラム）以上ではなかった。予算的な制約か、病院と称しても科学的な設備でないことを痛嘆している。共同生活については、複雑な有様は言語に絶すると述べている。

入所者にとって最も苦しいものは、金銭の悩みで、「病発のために家庭に在って親しく且つ温かき掬育を受けず、放浪生活の為に温情去り、冷たき金銭の宿に夢を結び、飢えて食を求めねばならなかった」ため、自暴自棄に陥る者も多いこと。また隔離され殺伐とした生活のなかで、異性を求めるのは自然の成り行きで「病者の性欲と病院に於ける夫婦関係の意義について、産児の運命のためにその手術を可及的強制を以てするも不可なしと信ずる者なり。然れば手術を受けて配偶を有する者の為に、夫婦室を設くることは是非必要なり」と。

Aは避妊手術を肯定し、夫婦雑居部屋の改善を強く訴えている。性に伴う妊娠、出産、避妊については、病者にとっても大きな課題であった。

病者の理想的救済としては、病状の安定した者が暮らす自由療養地のような村落を設けること、自活能力のない者には病院を設けることを提案している。「病者自身は、病院の拡張を決して喜ばない。況や経済上にも効果を疑はるゝ現制度は、永久の策として労多くして効少なく終わるであろう」と。この「癩患者の告白」による村落作りの提言は、国の政策に活かされることなく、負の遺産は拡大した。一〇〇年を経た今日の療養所の姿を見事に予見した内容であった。

北部保養院における生活は、松丘保養院七〇周年記念誌である『秘境を開く』にも病者のおかれた現実をうかがうことができる。松丘保養園入所者駒木根卓寿は、大正一一年五月徴兵検査の際、身体の変調を来たし札幌医大付属病院で診察を受け、北部保養院に入所した。駒木根は、「癩病」との宣告に「一瞬目がくらみ、全身の血が一度に引けるように思えて頭を垂れ、ただ無言の一時が過ぎた。静かな声で医師は私を励ますように、「君は若いのだ、専門の病院があるから決して短気を起こさないで気長に治療しなさい」と、青森の北部保養院に向かった。しかし北部保養院には、自由入院が出来ず、警察で手続きをして来なければだめだと断られ、警察署で入院手続きをしようとしたら、「汚い、汚い、寄るな」と大声で怒鳴られたという。そこで、四、五日後、ひとまず北海道に帰るべく連絡船に乗船しようとしたら、警察官から「この船にのるな、夜の船に乗れ」といわれ、翌朝函館に着いて下船するや、水上警察官に引き止められ、人影もない建物の陰に連れて行かれた。その途中如露に石炭酸を入れて、歩く足跡にかけていたという。警察医の名ばかりの診察後に荒むしろを敷いた荷車に乗せられた。汚い一個の土くれのようにして連れて来られた所は函館市行路病人収容所で、そこにはなんと同病者が四人もいる。二週間ほど過ぎた頃、いよいよ青森行きを知らされるや二人は逃走した。青森県には警察官につきそわれて護送され、発病後間もない微熱があるため歩行困難となり、荷馬車で保養院に運ばれたと語っている。

北海道のハンセン病患者の収容は、状況により函館行路病人収容所で一旦隔離し、青森警察部との連携により、行っていたようだ。福島県出身の菊池正實は、巡査二名に同行され、一三歳で入所した当時を回顧し、「これほどの待遇を受けるのは、お召し列車でなく何であろうか」と語っている。「発症から入園まで何年間も地域社会で暮らしてきた患者を、たかだか一日か二日の間特別な車両で隔離輸送する公衆衛生学的根拠は、何だろうか」と、ハンセン病専門医和泉真蔵も語っている。昭和三〇年代までは、収容の際、係官が消毒液のクレゾール液を噴霧しながら患者の後についた。

ハンセン病療養所は、海に隔てられた小島だったり、その周囲に高い壁が築かれていたり、柊の垣根が巡らされていたりするが、北部保養院では患者通用門入口に、請願巡査駐在所が居を構え、時々パトロールする姿が見られ、周囲には土塁が築かれていた。その後、「無毒・有毒地界土塁」が設けられた。「戦前入所者は、この土塁を朝な夕なに、袷の着物をまとった患者数百人が列をなして歩いたよ。その有様は壮観だった」と、現入所者は当時を振りかえる。この土塁までが、病者が生きることを許される世界のすべてであった。後には棘のあるたらの木、アカシヤなどが植えられ、一部有刺鉄線が張り巡らされたという。それらは施設からの逃走防止のためであった。青森県警察本部より請願巡査が派遣されたのは、大正八年四月である。

大正一三年入所の多田長右衛門は、「門をくぐって患者地帯に入ると、なんともいえぬ異様な臭いが鼻をついたのを今でも覚えております。そして会う人会う人みんなが重症の患者に見え、子供の頃聞かされたいわゆるお化け屋敷とはこんな所なのかというのが実感でした」と証言している。昭和八年五月入所の戸井田吉之助は昭和二二年の新憲法誕生までを「暗黒時代」と称し、入所後の囚人並みの取り扱い、粗末な医療の実態等を述べている。

……殊に巡視という者が予防衣を頭から被り一時間毎に昼夜を通して舎内を巡回した。然かも長靴或は下駄履きのまま廊下をがたがた音を立てながらである。勿論手紙や小包は無断で開封され現金など入っていないかどうか調べられる。

……なけなしの財布を叩き、苦痛に耐えながら、生命にも関わるような危険を冒してまで自分の身体に自分で針を刺すということは、癒りたい一念からに他ならない。だがそれとは裏腹に病状は悪化するばかりで、耳や鼻、眼にまで蛆がわき、見る影もなく死んだものも数少なくなかった。

療養所への入所は、患者のそれまでの人生をすべて消し去ることから始まった。まず裸にされ、クレゾールの消毒風呂に入れられた。その間あらゆる所持品は点検され、刃物類、薬品などは没収された。風呂から上がると囚人服のような棒縞の服を着せられた。北部保養院の場合は、浅黄の生地に「患者用」と染め抜いてあり、年齢や性別にかまわず統一されていた。入所と同時に所持金も逃走防止のために取上げられ、施設によって管理され、代わりに園内通用銭を、金額を決めて持たされた。園内通用券は名称も大きさも各療養所により一様ではなく、北部保養院では通知銭と呼び一銭・五銭・一〇銭・五〇銭・一円・五円があり、園内通用銭の使用は、戦後の昭和二五年まで続いた。どうしても現金が欲しい時は、「自分の家に手紙を出し、着物の襟に縫いこんでもらったり、餅を搗いてもらって鏡餅の中に入れ、送ってもらったりした」という。

大正五年全生病院では、光田院長により結婚を前提にした断種手術が開始された。北部保養院では、「あるとき若い軽症の女性が入所した。彼女は短期間の治療で治癒できそうだった。しかし周囲の勧めで不本意な結婚をさせられ、間もなく妊娠、中絶させられた。母親が来て結婚をなじられ、その娘は発狂し亡くなった」。この不幸な事件をきっかけとし、自治会が結婚する場合は、断種手術を受けることを取り決め

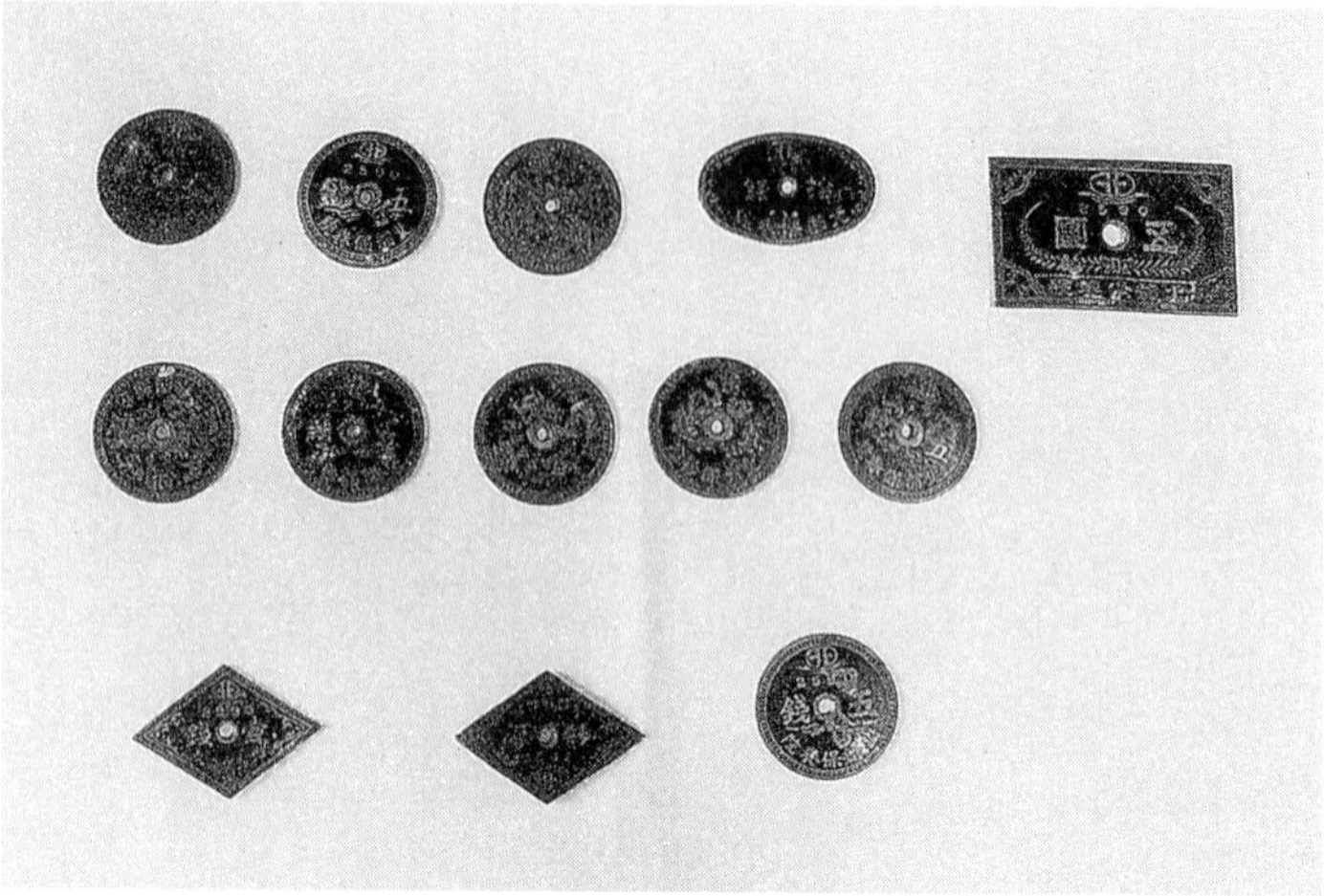

松丘保養園の園内通用銭

たともいわれる。子孫を残せない悲しみ、手術を受けるに際しての逡巡は大きく、当事者たちは「人間としてこれ以上の屈辱はなかった」と、現在でも語る。当初保養院では、断種手術より妊娠中絶の実施が多く、「四回も五回も堕胎された女性がいた」と。

こうした保養院の運営は、北部保養院の歴史に欠かせない人物といわれ、時には「新城の殿様」ともいわれた、二田貞治という総代の存在が物語るように「牢名主」に支配されてもいた。

二田は、秋田県の工業学校卒業後、大工の棟梁となり、遠くは北海道にまで働きに出ていたが、大正四年一〇月二九歳で風呂敷包み一つで入所。その全てに卓越した抜群の才量は、暗い時代の松丘に文化の灯をともし、患者自治会の基礎を築いた。翌五年早くも才能を当局より認められ、教育掛として当時学校へも通えず入所した文盲患者に、寺子屋式ではあったがハタ、タコから文字を教え、算盤を教え、書く事を教え、松丘から文盲者は消えていく。この間約三年間、以後室長を八年、現在の自治会長にあたる総代を一八年間務め、在職中にこの世を去っている。入所者は二田を総代と呼ばず先生と言った。二田は、総代として、厳しい当局の迫害をはね除け自らを守るためには、団結の力以外にないということ、かつ荒みがちな患者同士の様々な問題に対処した。その存在は、独裁者として、ある時は慕われ、ある時は閻魔のように恐れられ、強力な自治組織を構築して八方に睨みをきかせたという。その冷徹な思考力と、権謀術数により、如何なるものをも寄せ付けない威厳を持っていた。昭和二年事務長として赴任した今野平之丞は、五年に離任するまで、二田の実力と人柄を信頼し、懲戒検束権のふしもある相当の権限を任せたという。

いわば二田は、逆らう者を秩序を乱すものとして容赦なく追放し、患者に絶対の服従を強いたのである。これが戦前における松丘患者自治会の権力構造であった。

保養院は、昭和一一年一〇月二二日深夜、昭和三年に続き、二度目の火災に見舞われ、建物の殆どを焼失した。この二度目の大火は、『松丘聖ミカエル教会の歴史』（一九九九年刊行）によると、「独裁者二田氏によって追放されたものの怨恨と復讐による放火である」と地元の新聞が報じたため、県警は徹底した捜査をしたが、犯人は分からず、出火の原因は演芸会の稽古に使用した火鉢の残り火とされたのである。この火災と保養院患者自治会の独裁体制については、地元青森市はもとより中央においても話題になったのである。(4)『秘境を開く』は、このような二田の「牢名主」的独裁体制につき、「この限りに於いては、当局の手段が一段優れていたとでも言うべきだろうか。それだけに増床後の院内は、他院脱走者、除け者の不良患者、身寄りもない浮浪患者、雑多あい混じって喧騒この上もなく、そうでもしなければ治まり得なかった時代背景でもあったろう」と記している。

昭和一八年四月、五七歳で亡くなった二田は、最初で最後の園葬で送られ、園長からの丁寧な弔辞が捧げられたという。

光田院長の全生病院では、「大正四年七月現在　患者性行調査」を実施、性行（並、良、不良）、賭事種別、情交関係、舎名、患者氏名が記され、入所者管理を行っていた。また長島愛生園では、「長島愛生園主要患者表」（昭和一二年八月一六日）が残されている。前年行われた自治会結成を求めて立ち上がった、長島事件の中心人物を調査したものである。入所者の素行や思想を調査し、職員が管理していた実態がうかがえる。その点で、北部保養院は、二田の下で、名目的な自治体制が営まれていたといえよう。しかし、そこで生きた女性は、滝田十和男「暗い時代を生きた女たち」が述べているように、女性患者が男性患者の三分の一位しかいなかったこともあり、「今度女の患者が入って来たら誰の妻にするのか」と、予め決めておいたという話もあり、夜になると男が女のもとを訪れるというある種の妻問い婚の風習が戦後昭和二四年の春まで、雑居ながら夫婦者と独身者との部屋を分離するまで続けられたという。それまでは遮る物一つない三〇畳の女たちの大部屋に二〇人からの夫婦者も独身者も混ぜこぜに寝起きを共にしていたのだから、まさに地獄のような夜であった。

若い妻たちは次々に腹に子を宿すものが出ても、園内で子を産むことなどは到底許されることではなかった。産み月ちかい母胎に注射して胎児を殺してしまうという残酷な堕胎の方法がとられた。中には薬の注入後産まれた赤ん坊が二日も三日も産声を上げ続けた末、息絶えて女たちの涙をそそるという事もあった。こうした事から広まったものか「療養所へ行ったら最後注射で殺されて二度と戻っては来れないそうだ」という噂が真実味をもって伝わり、療養所への偏見にいっそう拍車が掛けらるのを手伝ったという。また別の証言によれば、男女関係などで問題が生じれば総代に呼ばれ踏まれたり、蹴られたり、殴られたりされたあげく女性は髪の毛を切られ、男性は冬でも綿入れ一枚か股引一枚で院外に追放されたという。

まさに保養院で生きねばならないハンセン病者の世界は、閉ざされた密室として、暗い闇にもおおわれていたのである。

六　生活の諸相

昭和一六年（一九四一）、北部保養院は公立から国立に移管されたが、戦争が厳しくなってくるなかで、空襲に備え各寮の裏などに防空壕が掘られ、警報のた

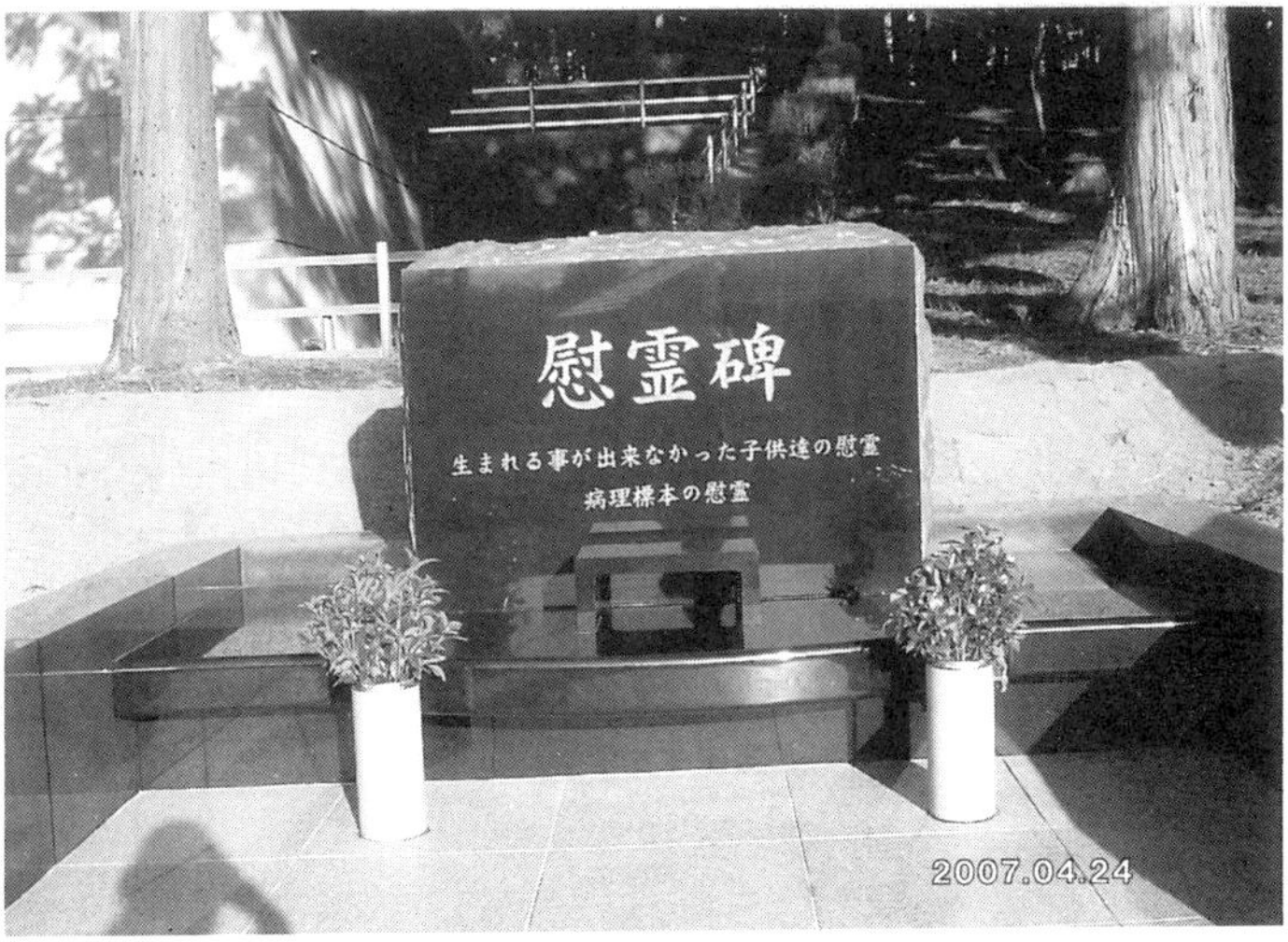

慰霊碑
生まれる事が出来なかった子供達の慰霊
病理標本の慰霊
2007.04.24

抹殺された胎児の慰霊碑

びに駆け込んだ。空襲の回数が重なると、弱い者が悲鳴をあげる状態になり、このまま死んでもいいからと、警報が鳴っても動かない者もいた。昭和二〇年七月一四・一五日の空襲で青函航路は壊滅的な被害を受け、さらに同月二八日青森市街地へのB二九による大空襲は、午後一〇時半から翌二九日午前〇時一五分までの一時間四五分に及ぶものであった。全市街地の九〇％が焼き尽くされた。

松丘保養園では、この空襲をまぬがれたものの、三内丸山墓地が至近距離のため、空襲で被災した遺体が、トラックで運ばれ、露天で荼毘に付される有様を日ごとに目にしたという。

こうした戦中から戦後にかけての混乱期は、元入園者の北原豊が「生きていてよかった」と題し、垣間見ている。

「食たりて礼節を知る」という言葉がありますが、お互いに食糧難のために、その食糧を漁る姿は本当に浅ましいもので、自分の食事にも辺りの人たちに気を遣い、また、辺りの人たちも他人の食べているものに対して目を光らせているような状態でした。このような状態であったで、治療面においても全くゼロの状態であり、医師は僅かに園長と内科の先生と二人きりで、外科はもちろんなく、外科手術は看護助手が当ったのです。

……昭和二二年の夏頃になって、軍の放出物資や、ララ物資などが支給されるようになり、私たちは、今までの苦しみの中で、かすかな光明を抱きはじめたのです。

戦争の終結は、ハンセン病者に更なる希望をもたらした。昭和一八年、アメリカの医師ガイ・ヘンリィ・ファジェットが、結核治療薬プロミンが治らい薬として有効であることを発表。昭和二一年、すでに戦争

表1　入退所患者移動状況調　（明治42年度～昭和53年度）

年度	収容患者累計	退所患者累計					年度末患者数	差引増減
		死亡	逃走	軽快	その他	計		
明治42	65	8	3	0	1	12	53	—
大正元	220	48	57	0	21	126	94	41
大正5	314	78	115	0	31	224	90	△ 4
大正10	435	118	155	0	34	307	128	38
昭和元	605	184	224	0	39	447	158	30
昭和5	823	243	301	4	54	602	221	63
昭和10	1,494	378	445	17	134	974	520	299
昭和15	1,835	553	590	30	160	1,333	502	△ 18
昭和20	2,483	848	660	90	174	1,772	711	209
昭和25	2,700	975	755	120	209	2,059	641	△ 70
昭和30	2,858	1,011	776	126	231	2,144	714	73
昭和35	2,967	1,052	779	147	273	2,251	716	2
昭和40	3,011	1,089	779	169	302	2,339	672	△ 44
昭和45	3,046	1,138	779	181	356	2,454	592	△ 80
昭和50	3,063	1,173	779	184	372	2,508	555	△ 37
昭和53	3,072	1,211	779	189	375	2,554	518	△ 37
男性	2,154	849	636	122	255	1,862	292	—
女性	918	362	143	67	120	692	226	—

註：男性・女性は昭和53年度。
典拠：松丘保養園七十周年記念誌刊行委員会編『秘境を開く—そこに生きて七〇年—』（青森県救らい協会、1989年）280～281頁。

中に中立国を介してこの情報に接していた東京帝国大学薬学部教授の石館守三が、日本で初めてプロミンの合成に成功し、その予算が計上された昭和二四年以降、各療養所でこれを使用した本格的な治療が行われるようになったからである。このように戦後の混乱期にいち早くプロミンの合成がなったのは、青森市の薬種業の家に生れた石館が、中学三年の時に薬を届けるために訪れた北部保養院で患者の悲惨な姿を目の当たりにして以来、「何とか治せる薬を作れないものであろうか」との思いを抱き続けていたことによる。

昭和二五年以降は、このプロミン効果も現れ、死者が激減するが、「第二次無らい県運動」により新たな収容が進められた。昭和二七年に四七名、翌年には三二一名が収容されている。北海道では、むしろ戦前より、戦後「第二次無らい県運動」により、北海道庁と道立保健所を中心とした強制収容が強化されたとも言われる。

ここに至るまでの北部保養院における入退所患者の移動からは、日本のハンセン病対策の相貌が読み取れる（表1）。それによると、年度末患者数は、明治四二年の開所から昭和三五年までほぼ増加の一途を辿り、以後減少に転じる。とくにそれは、入所者が各々六〇〇人台に達した昭和六年度から昭和一〇年度にかけての五年間と、昭和一六年度から昭和二〇年度にかけての五年間に著しく増加している。一方、死者は昭和一六年度から昭和二〇年度にかけての五年間が二九五名で最も多く、逃走者は昭和一一年から昭和一五年にかけての五年間が一五四名と最も多い。昭和二五年以降は死亡・逃走とも激減することを考え合わせると、隔離政策が強化された満州事変以降の戦争の時代と戦後の混乱期がハンセン病者にとり、最も過酷な時代であったといえる。

昭和六年、「癩予防ニ関スル件」が改正され「癩予防法」となり、患者救護費弁償制度が廃止されると、患者収容対象は全てのハンセン病患者に及んだ。この新たな「癩予防法」のもと、内務省がハンセン病の「二十年根絶計画」を決定、その実践のため「無癩県運動」が本格化する。この官民挙げての運動は、各道府県を競争させる形で患者を摘発し、患家及び周辺の徹底的な消毒を行っていった。こうした運動のあり方が、ハンセン病に対する住民の恐怖心を煽り、患家を絶望の淵に追い込みながら、患者収容に拍車をかけた。光田健輔は、「無癩県運動」について、「軍人は国のために屍を満州の野に曝すを潔しとし、進んで国難に赴いた。銃後の人は之を支持するに勉めた。それと同じく我等も村の浄化のために自分も進んで療養所に行くべきである」、と病者に説いたのであった。

こうした隔離政策を批判し、ハンセン病の通院治療を行っていた医師が京都帝国大学医学部の小笠原登である。小笠原は、名古屋市郊外甚目寺大谷派の出身で僧籍もあった。ハンセン病は感染するといっても、その発症力は弱く、感染即発症ではないと指摘し、罹患しやすい体質があり、国民の栄養状態の改善で予防できると主張した。すでに当時、ハンセン病医療者の間では、発症には体質が影響し、発症は誘因に左右されるという認識が共有されつつあった。だがこの小笠原の学説は無視排撃され、昭和一六年一一月第一五回日本癩学会の場で、光田ら絶対隔離政策推進派により、政治的に葬られた。

昭和九年に愛生園を訪れた、後の真宗大谷派総務総長暁烏敏は、「入園者の行くべき道」と題する講演の中で、「皆さんは自分がわるくて病気になったのではないのだが、国家のために、多くの同胞のために、ここに家を離れて病気を保養してをるのである。皆さんが静かにここにをらるることがそのまま沢山の人を助けることになり、国家のためになります。だから皆さんが病気と戦うてそれを超越してゆかれることは、兵隊さんが戦場に働いておるのと変らぬ報国尽忠のつとめを果すことになるのであります。皆さんはどうぞこの積極的な意義に目覚めて元気よくおくらしになるやうに念じます」と、無癩県への協力を報国尽忠の道と説いている。この認識こそが時代を支配していたのである。北部保養院は、昭和三年に大火に見舞われ建物のほとんどを消失し、やがて再建されたが、狭隘にして予算に乏しく、入所を希望する者全ての願いをかなえることは出来ない状態だった。しかし昭和六年には、「無癩県運動」の結果、入所者一三八名を数え、年度末患者は一挙に二九六名にも達した。さらに昭和九年九月、室戸台風により外島保養院が壊滅状態となったため、五〇名の患者が送致委託となり、この年度の収容人員は一九〇名、年度末患者数は四八九名となる。

さらに昭和一六年には、国立松丘保養園となった北部保養院に、一挙に二七六名が新たに入所した。それは、九月一六・一九日の両日、青森県で実施された患者狩りがもたらしたものである。その様子は、次のように語り伝えられている。

この時は、一度に三〇〇名近い患者が刈り込みにあった。園内の定床は僅かに五〇〇名、それに加えての三〇〇名はどう考えても無謀であり理不尽でもあった。園内の各室に立錐の余地もないほどに押し込められ、さながら夜の寝姿は、木賃宿に雑魚寝を強いられる旅の浮浪者そのままの光景でもあった

翌一七年度も新たな二〇六名が入所。年度末患者は八二四名に達する。根こそぎ炙り出され、地域から強制収容され続けられたことによる。

収容者は、例外なく軽症なうちは労働力として看護、土木、農作業など施設の運営に動員され、病人の生活ではなかった。さらに食糧事情の悪化、不衛生極まりない住環境の悪化により、結核が蔓延すると共に、肺炎、咽頭障害、栄養失調などによる死亡が相次いだ。昭和一六年度の死者は七〇名、翌一七年年度は六二名にも達する。当時の治療は、外科と大風子油の注射を一週間に二回の治療だけで、病気が悪化すると薬がないため病状が進み、重症者が増加していった。まさにハンセン病患者の強制隔離、撲滅政策の様相を呈した。死者は、昭和二〇年度のピークには七二名に及んだのであった。

いわば「患者狩り」といわれる強制収容は、入所者急増により、生活環境をさらに悪化させただけに、

結核や栄養失調の蔓延による死者が相次ぎ、悲惨を極める状況をもたらした。園の周辺は草も生えるのを待てず食い尽くされていたという。まさに戦中戦後の劣悪な環境の中で生き延びることは、奇跡に近いものだったのである。

七　心の糧を求めて

ハンセン病者は限られた空間の中で、一人の人間として己の生きる場を心の糧を何に求めたのであろう。管理者側も入所者の信仰、趣味および娯楽等を援助しその不平不満を昇華させることに努めた。

院内における文芸活動は、心の思いを吐露することで、己の生きる証しを見つけようとした。「泣いて泣いて泣き切れぬものなら、いっそ朗らかに大いに笑おうではないか」と。北柳吟社（川柳）は、昭和五年一〇月誕生。癩園から悲しみと嘆きをなくすために、文芸が担う役割とその価値に、宗教以上の期待をかけていた。

昭和五年（一九三〇）一一月一〇日皇太后（貞明皇后）より、下賜金の沙汰があり、中條院長の意向もあり、「御慈悲」を偲び永久にこれを記念するために『甲田の裾』（園機関誌）が誕生した。その思いは、「患者のために永久に記念されるべきものへ使うのが、皇恩に報いる責務でもある」との中條の考えに支えられていた。いわば中條は、創刊号の巻頭言に、「我等は此の小天地にそして楽しい月日に生きんがためその日、その日を彌栄にそこによりよき己を見出すことが出来るだらう」とあるように、患者自身が己の境遇を率直に告白し、絶望のどん底に蠢く、遣る瀬無い心情を歌に詩に託すことで、慰藉と生きる糧を得るものを与えようとしたのである。かくて『甲田の裾』創刊号は、昭和五年一二月一〇日に甲田の裾社より発行、印刷は東奥日報社印刷部が担当した。発刊の辞は次のとおりである。

東南に甲田の峯雲に聳ひて高くそして長く曳く裾野其所は東北健児の貔貅を埋め盡くした程の黒い吹雪がすさび西からは岩木根颪の吹き曝しに小半年の光陰が流れる所に我等の小天地があるのだと言へば、聊か悽愴の感なしともせぬであらふ。……

境遇は開き得るのである、小天地よ！山嶺のお花畑、谷間の櫻の様に精を発揮しようではないか須く人の和に如かずとせば、弱者を助け強者を啓ふ極致に達するを「モットー！」とすべきであり氣脈一貫を希望するが故に本誌を発刊し機関として理想の実現に邁進したいのである。

創刊号は、文芸、短歌、川柳、今様、新体詩、童謡と多彩な内容で，自由な自己表現をしている。一年後には『甲田の裾』記念号が刊行。短歌では「白樺短歌会」が昭和七年一一月三日に創立され、草創の頃も傑出した作品を若い歌人が発表した。当初は、淡谷悠蔵も選者であった。昭和一六年には、明石海人を育てた内田守人が赴任、熱心に指導し、白樺の作風も一変した。表現内容には、次第に時局が反映されていった。『甲田の裾』は、昭和一九年六月一時休刊となるが、戦後二一年頃復刊した。

創刊号短歌　　淡谷悠蔵 選

冬來れば霜やけ出でてなやみける我が母君の如何に在すか　　武田牧泉
世を捨てしこの身にあれど一人居て蟲きく宵は物の悲しき　　富樫鬼外

貧しくも故郷の空戀しかり空見れば空に月は淋しき　三浦登仙
いとはれて世にいられぬ病人をみとりする身ぞうれしかりける　さたすけ

川　柳

故郷を出たその日の涙今も拭き　高野明子
風も哭け雲も哭け哭け母死んだ　青葉香歩
頼る子に病まれて母の老い給う　茅部ゆきを
夢に来て母は涙を拭いて行き　青葉香歩
世が世なら家継ぐ夢をくり返し　藤　久悦
母からの文へ廊下で少し泣き　後藤緑泉
叫んでも届かぬ故郷へ呼びかける　原　七星
うすれゆく視力へ母の写真出し　荒尾苔華
熱の夜は捨てた故郷の水を恋い　猪狩子面坊
別れ来し頃のままなる故郷の夢　小山冷月
悲しさも喜びも洩れるベニヤ壁　藤　久悦
療養所これきりの世を皆悟り　簗舘奇骨
無菌証哀れゆがんだ手に握る　大川陸奥夫
世に生きて錦を飾ることのなく　高森雁月

入園者の文芸作品は、望郷と切り裂かれた家族への思い、特に母への思いを切々と歌い上げていものが多い。それは、多くが多感な青年期を発症の時期としていたからに他ならない。作品は、ハンセン病が、戦後の治らい薬プロミンが出るまで「業病」とみなされていただけに、園内の限られた人間関係の中で、己の名も捨て素性を秘匿し、家族と断絶して生きねばならない無念さを嘆いている。治癒の証である無菌証を手にしても、社会復帰が可能な時期は過ぎていた。それだけに文芸活動は、己の生きてある場を確認し、生きる糧を得た者も多かったである。

視力を失った者のなかには、聖書を舌読し、神への道を求めた者もいた。長島愛生園曙教会牧師・渓水小倉兼治は、昭和三四年刊行の自伝『瀬戸のあけぼの』のなかで、北部保養院最初のキリスト教信徒、阿保三郎の信仰受容の経緯について、次のように述べている。

阿保三郎という盲人の一患者がいた。彼の生家は青森県下で多額納税者の素封家であり、彼はその家の長男に生れた。少年時代から青年期にかけて極めて大家の坊ちゃんとして成長し、弘前の東奥義塾卒業後は、弱冠の身をもって実業家としてその手腕を振るいつつあった。その頃突如として彼の身に癩が発生した。……人生の希望の一切を失った三郎は、入院してからも放埓な彼の性格が療養生活の中に一層強く表れて、自暴自棄に陥り、恣な生活に自らを追い込んでいってしまった。院内では賭博が盛んに行われ、押入れなどで濁酒を発酵させて飲むやら、眼に余るものがあった。そんな悪習慣を一つの院風としてしまったのも、この阿保の感化によるところが大きいと言ってよかった。……

不摂生で無規則な生活が、三郎の病状を益々悪化の一途へと追い込み、失明に引き続き咽頭が冒され、声は嗄れ、全身深い潰瘍で腐爛し、烈しい神経痛に悩まされていたので、悪いこととは知りながらもモルヒネを注射して一時疼痛をのがれようとしたが、それが却ってモルヒネ中毒となり気が狂ったようにのたうちまわった。さすがの彼も苦痛に耐えかねて日蓮宗を信仰するようになった。我を忘れて南無妙法蓮華経を唱え、少しでも苦痛をまぎらわそうと努力するが、返って苦悩は益々つのるのみであった。

彼がそういう状態を続けている時、田中女医が来て外科治療に当たってくださるばかりでなく、キリスト教の福音を熱心に伝えられた。その田中女医に接する度に三郎の心に烈しい戦いが起こるのであった。日蓮か基督か、長い心の戦いが続いた末、彼は遂に命かけてキリストを受け容れたのであった。腐れ阿保と陰口を叩かれていた彼も、キリストを受け入れてから別人のように明るくなった。

当時院内の患者たちは、自暴自棄に陥り一部のボスに牛耳られ、すさんでいた。阿保もその一人で身を持ち崩していた。だが苦しみの中にも最後は、己の救いをキリスト教に求めたのであった。

戦時下の昭和一七年、治安維持法により牧師の一斉検挙が行われ、松丘に来院していた牧師も投獄された。かつ、キリスト者たる入信者には、「キリストの再臨により、日本の国体と天皇の神聖と権威が冒される」として、園内の仏教徒からの弾圧も加わった。しかし入所者は、信仰による救いを求め、イエス・キリストの十字架と復活の福音を魂の拠り所とし、迫害、弾圧に遭い、エクレシアを解散させられながらも、「院内にある火葬場や杉林の中に隠れて、聖書を読み、御再臨の主イエスを待ち望みつつ、祈りに励んだ」という。まさに信仰こそが生きる力そのものだったからに他ならない。

戦後、新憲法下で教会は再建された。現在、松丘保養園の小高い丘には、西側から天理教、カトリック教会、聖生会、ミカエル教会、楓林寺と宗教施設が並び、隣に納骨堂、少し隔てて戦後再建された弥広神社がある。中條院長の胸像が、今も松丘保養園を見守っている。

八　今問われているもの

北部保養院最初の入所者は、家族からも厭われ、職なく、家なく放浪の旅を繰り返し、自ら入所を希望した二五歳の青年であった。明治四〇年（一九〇七）の「癩予防ニ関スル件」成立以前、雨露を凌ぐ場も持たない浮浪患者、生活困窮者には、社会の偏見・差別の迫害から守られる救いの場でもあった。だがその安住の地であるはずの療養所は、粗末な医療とその運用は警官上がりの職員に占められ、その扱いは非道で苛酷なものであった。死と隣り合わせの重症者は、自分の未来を写す姿で、そこには絶望しか生まれなかった。

こうした暗黒時代といわれた中、実質的な北部保養院の初代院長であった中條資俊の治癩へのひたむきな努力と、病者に注がれたひたすらな愛は、他療養所において見られぬものであった。本州北限の厳しい気候と、貧しい医療環境の中で、重症の病み崩れた多くの病者を看取り、患者の回復を願い心血を注いだ。中條は、今彼らと同じ納骨堂に眠っている。ハンセン病者のために尽くした、医療者としてその働きを評価したい。

今回、戦前の入所者から「悪法だが命だけは救われた」との証言も得た。一三歳の少年菊池正實は、母の死から四年、父の死から一年、親戚からも追われ、野垂れ死にする寸前に北部保養院に収容された。彼の母は、ハンセン病の発病により、実家に帰り暗い土蔵で末期を迎えた。墓地への土葬も「ドスで死んだ体の黴菌は、土葬にしても死なないぞイ。墓場からだって伝染しっかもしんにィ」と村人に拒否され、家族で茶毘に付した。彼の家は、村一番の資産家だったが、父は妻の病気治療のためT大病院への入院、草津での温泉治療等諸所に赴き、その借金によりすべての財産を失い亡くなった。

昭和初期には、すでに自宅で大風子油の服用・注射など、療養所で行われていた程度の治療を受けていた者も多々存在していたことが、「患者宅訪問」に記録されている。日本のハンセン病政策には、医療までも隔離した、行政と医療者の本質的な誤りが見られる。昭和一七年一〇月、九州療養所菊池恵楓園を朝香宮鳩彦が訪問した際、宮崎松記園長は「今ヤ癩モ結核ト同様ニ過労飢餓諸種ノ疾病外傷環境ノ変化等ガ誘因トナッテ発病致シマスル単ナル慢性伝染病ニ過ギナイモノデアルコトガ明確トナッテ参リマシタ」と述べているように、ハンセン病が不治の感染症であることは、当時すでに否定されていた。

この菊池恵楓園のヒポクラテスの台座には、「医師は専門的な知識を持つだけではなく、病者の一人一人の環境とまたその病気によって負わされる、社会的な重荷についても静かに考えを巡らし、深い関心を払わねばならない」とギリシャ語と日本語で記されているという。しかし、神山復生病院長岩下壮一司祭は、昭和一〇年一一月一〇日大阪朝日新聞社で行われた「御恵みの日」記念講演会における「祖国の血を浄化せよ」と題する講演の中で、癩患者について、「日章旗の汚点」との言葉を引用している。「日章旗の汚点」なる言説は、ハンセン病予防についての啓蒙パンフレットにも、随所に記載され、ハンセン病を一家の恥、国家の恥、衛生行政の恥とみなす風潮を根づかせたのである。まさに患者収容は、戦時体制下において、「民族浄化」「祖国浄化」の名の下に、官民上げて強化されていったのである。

基本的人権がうたわれた日本国憲法の下、画期的ならい治療薬プロミンが開発された。しかし、昭和二八年全患協の命がけの反対運動にもかかわらず、新「らい予防法」が成立した。すでに昭和二三年に成立した「優生保護法」が、昭和一五年の国民優生法が対象とした遺伝性疾患をもつ患者に加え、ハンセン病患者及び遺伝性以外の精神病、精神薄弱を持つ患者とその家族に対する断種と堕胎を明記していた。ここに「絶対隔離」「終生隔離」が受けつがれ、強制収容を継続し、「第二次無らい県運動」による新たな収容が進められていくこととなる。治癒者が出ても、明確な退所基準は示さず、一般病院でのハンセン病治療を許可せず、療養所の中だけにとどめた。日本は、隔離政策不要という国際世論をも無視し続けた。平成八年「らい予防法」はようやく廃止され、平成一三年「らい予防法違憲国賠訴訟」に対して原告勝訴の判決が出され、国は控訴を断念した。

平成二〇年六月、衆参両院において「らい予防法廃止に関する法律」にかわる「ハンセン病問題の解決促進に関する法律」が全会一致で可決成立し、ハンセン病問題の最終的解決にむけ平成二一年四月実施の運びとなった。ハンセン病療養所開設から一〇〇年を経た平成二一年は、地域社会に開かれた施設としてこれを開放しようという、新たな取り組みの年となった。また、これまでの「ハンセン病問題を正しく理解する週間」を廃し、新しく六月二二日が「らい予防法による被害者の名誉回復及び追悼の日」とされた。

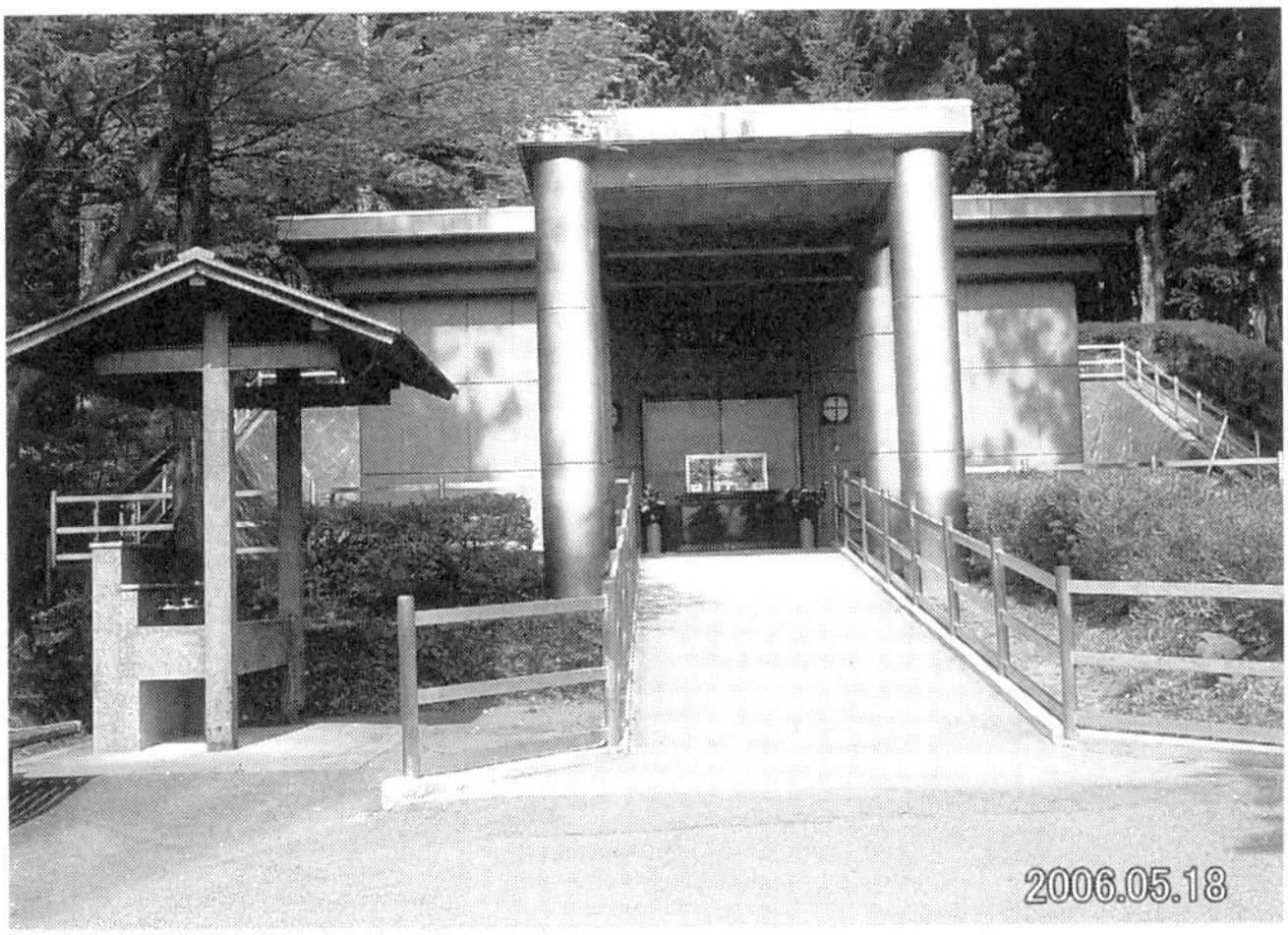

園内で亡くなった人々の納骨堂（松丘保養園）

私は、北部保養院開設時から戦前を中心にハンセン病の歴史を、報道、証言、資料を基にその時代を生きた人々の姿を辿ってきた。平成二一年四月「ハンセン病基本法（通称）」により公立療養所設立から一〇〇年を経て、ようやく施設は地域に開かれるものになった。「隔離の一〇〇年から共生の明日へ」と。だが入所者の平均年齢は八〇歳を越え、まさに療養所が終の棲家になろうとしている。

大島青松園入所者の曽我野一美は、「二律背反的ではあるが、仮に療養所がなくて、親兄弟の世話になって五〇年だとしたら、私の属する世帯はとっくの昔に潰れてしまったのではないか。そうすると私は生きているのが可能だったかどうか。非人間的ではありながら、残酷無残な仕打ちを受けた療養所ではあったが、いま現に生かされている。それは国民の税金によって生かされたといわねばなるまい。そのことを覚えて感謝しなければならない」と述べている。また長島愛生園の入所者加賀田一は、光田らについて、「公立療養所の設立によって不治の病による貧困と病魔から多くのハンセン病者が救われたのも事実です。自分たちが高齢の今日まで生き延びることができたと、その功績に感謝している人も少なくありません。しかしまた晩年における三園長証言は、すでに特効薬プロミンが顕著な薬効を示していたにもかかわらず、終生隔離という未曾有の人権侵害を基本にした新『らい予防法』の成立につながったとして、裁判でも厳しく断罪されています。ですから『功罪相半ば』ということができるでしょう」と評している。

今、問われているものは、こうしたハンセン病者の想いを受けとめ、負の歴史を語り伝えていくなかに、明日を構築することではなかろうか。この大きな負の遺産により、どれほど多くの患者、家族に悲劇と人生被害をもたらしたであろうか。ハンセン病の発病により、人生の未来を描く夢は絶たれ、人間としての誇り、尊厳も奪われ、家族からも古里からも追われ、その関係は絶たれた。また頼るべき子供を持つことも許されなかった。現在全国のハンセン病療養所入所者数二四四二人（平成二三年五月一日現在）、亡くなった方二五二五〇人、その方々の遺骨の六〇％は、引き取り手がなく各療養所の納骨堂に納められている。ある入所者は、「もういいかい　骨になっても　まあだだよ」と、詠んでいる。

だが、迫害の歴史の中には、家族や周囲の反対に遭いながらも、入所者を支え続けた多くの医療者、看護者等の多くの働きも忘れてはならないと考える。国民一人一人も無知、無関心を装い、偏見・差別の加害者であり続けた責めを、負わねばならないであろう。

北海道では、平成二一年にも「里帰り事業」が実施された。高齢になるにつれ望郷の念は、いっそう募る。だが最も帰りたい懐かしい故郷に帰れる人は、余りにも少なく、故郷は余りにも遠いというのが現実の姿である。差別、偏見の厚い壁は、未だ払拭されたとは言えない。その厚い壁のひとつは、家族であり、当事者であるかもしれない。それは今も家族、親類縁者への差別を怖れ、彼らを守りたいという一心からである。人間が人間として、当たり前に自分の人生を生きることのできる大切さを改めて感じている。

註

（1）西田源蔵『油川町誌』（油川町誌刊行会、一九二八年）の記事であるが、ただし移転の日については、「第二区療養所北部保養院視察報告」が一〇月一日（訓覇浩編『編集復刻版 近現代日本ハンセン病問題資料集成』補巻6 私立療養所〈不二出版、二〇〇五年〉所収）、松丘保養園七十周年記念誌刊行委員会編『秘境を開く―そこに生きて七〇年―』（青森県救らい協会、一九八九年）が一一月一日としている。

（2）山本俊一『日本らい史』（東京大学出版会、一九九三年）によれば、ハワイでは、一八五〇年代から一八七〇年代にかけ、最高時には全人口の一割にあたる約五〇〇〇人が、罹患したといわれるハンセン病の大流行が起こり、一八六五年、ハワイ政府によるモロカイ島への患者の強制移住が行われた。

（3）「初めてのお客様」その後。片村忠太郎については、既往症、当病症、経過等が詳細に記載されたカルテが「最初の入院患者のカルテ」として『秘境を開く』の口絵に掲載されている。また、多磨全生園患者自治会編『倶会一処―患者が綴る全生園の七十年』（一光社、一九七九年）所収の年表・大正八年の記事には「炊事場倉庫の間に六尺二間の下屋を下ろして作業場として、豆腐製造はじまる。片村忠太郎外数名が携わる」とあった。
　そこで、『倶会一処』の編集委員であった大竹章氏に、片村が全生園に入所した経緯を問い合わせると、平成一九年三月一三日付の返事で、この記事の出典や入所の経緯は全く不明ながら、片村が大正一五年二月二八日に没したことが判明した。何歳で亡くなったが分かれば同一人物であることが判明すると思い、再度の問い合わせたところ、三月二二日付の返事には、自治会の過去帳には享年の記載がなく、園の記録を見て貰ったところ、片村が明治十八年の生まれで、享年四一歳であった、と記されてあった。

五月一四日、多磨全生園のハンセン病図書館を訪問。帰り際、「明治四二年「患者名簿」［上］所属区域外在籍者分・第一区府県立全生病院」を発見した。「患者名簿」の頁を開いていくと、偶然にも「片村忠太郎」の名があった。入院は明治四五年五月二〇日、退院は大正元年八月一日、所属府県は神奈川県とある。族称平民、戸主もしくはその続柄には「樵夫戸主西村福太郎事 片村忠太郎」とあり、園では本名を名乗っていたようだ。明治四二年四月に北部保養院に入院した片村は、いつ退院したのか。備考欄には、「本人ハ北部保養院へ照会ノ結果、本籍、氏名等判明セシ者ニツキ〇ニ通知ス 四五年七月一五日午前十一時逃走 大正元年八月一日退院処分ヲ為ス」とあった。また、名簿の隣に記載された女性は入院月日が明治四五年五月二〇日で片村と同時に入所している。本籍は青森県東津軽郡新城村である。備考欄には、「本人ハ第二区北部保養院へ照会ノ結果本籍氏名等判明セシ者ニツキ通知ヲ省略ス 四五年七月一五日午前十時逃走大正元年八月一日退院処分ヲ為ス」とあり、片村と同日相前後して逃走している。だが、彼女の退院月日は名簿に記載されていない。これらから推測すると、片村は北部保養院入所後、この女性と知り合い、二人で逃走したのか。その後病が再燃したためか、神奈川県所属で全生病院に入所したが、同年二カ月も立たぬうちに逃走し退院処分となった。その後の経緯は不明ながら、片村が大正八年に全生病院で豆腐製造に従事していたとの『倶会一処』の記事からみて、再入所したのか。北部保養院に入所した時には「嬉しさのあまり感涙にむせんでいた」が、恋による駆け落ちか、所内での処遇に対する不満か、いずれにせよ 二人に一時でも幸せな日々があったことを願わずにはいられなかった。

（4） 松丘聖ミカエル教会牧師補執事福島政美『日本聖公会東北教区松丘聖ミカエル教会の歴史』（白石庵敬神会、一九九九年）によれば、二度目の火災の後、『科学ペン』昭和一二年二月号に掲載された宮本忍「癩療養所問題の検討」

は、「癩病院内の自治制度とは絶対的専制政治」と評し、「今回も、大体患者たちの失火ということに落ち着く模様であるが、その取り調べに当って業病に泣く癩患者にとっては唯一の別天地のように思われていた保養院内にも、一般社会以上に深刻な階級斗争が繰り返されていることが判明した」と述べている。保養院では、全患者五八六名を四二室に分け、一室に一二～三名を収容し、各々室長を選挙して統制をとり、さらに室長の中から総務というものを選挙し、患者を代表させていた。しかし選挙が形骸化した結果、室長が総務のお気に入りが指名され、総務自体も院長の指名とされるに及び、独裁化に拍車がかかった。この独裁権は絶対であり、全患者は勿論、事務方面にまで及んだという。

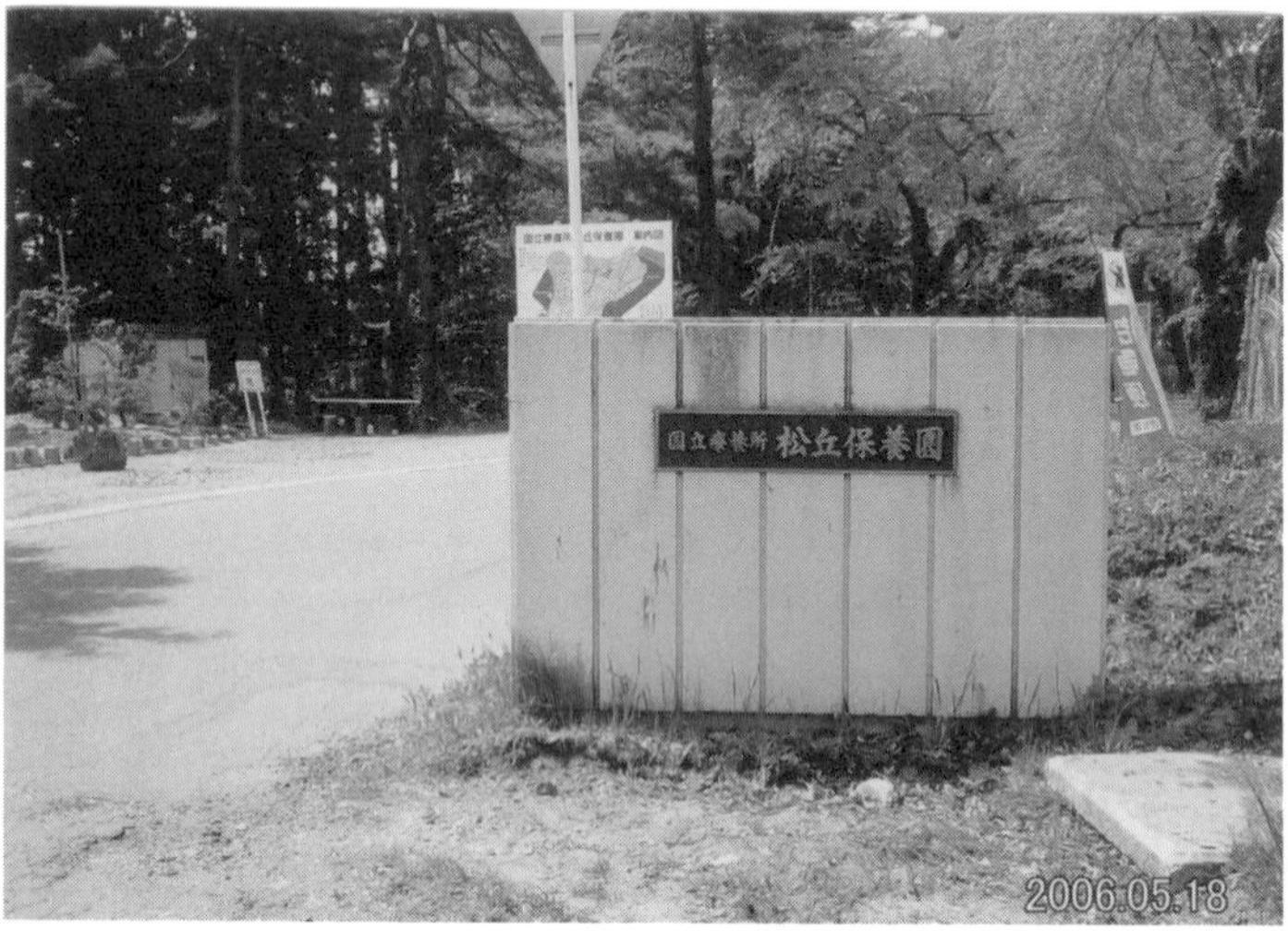

国立松丘保養園の正門

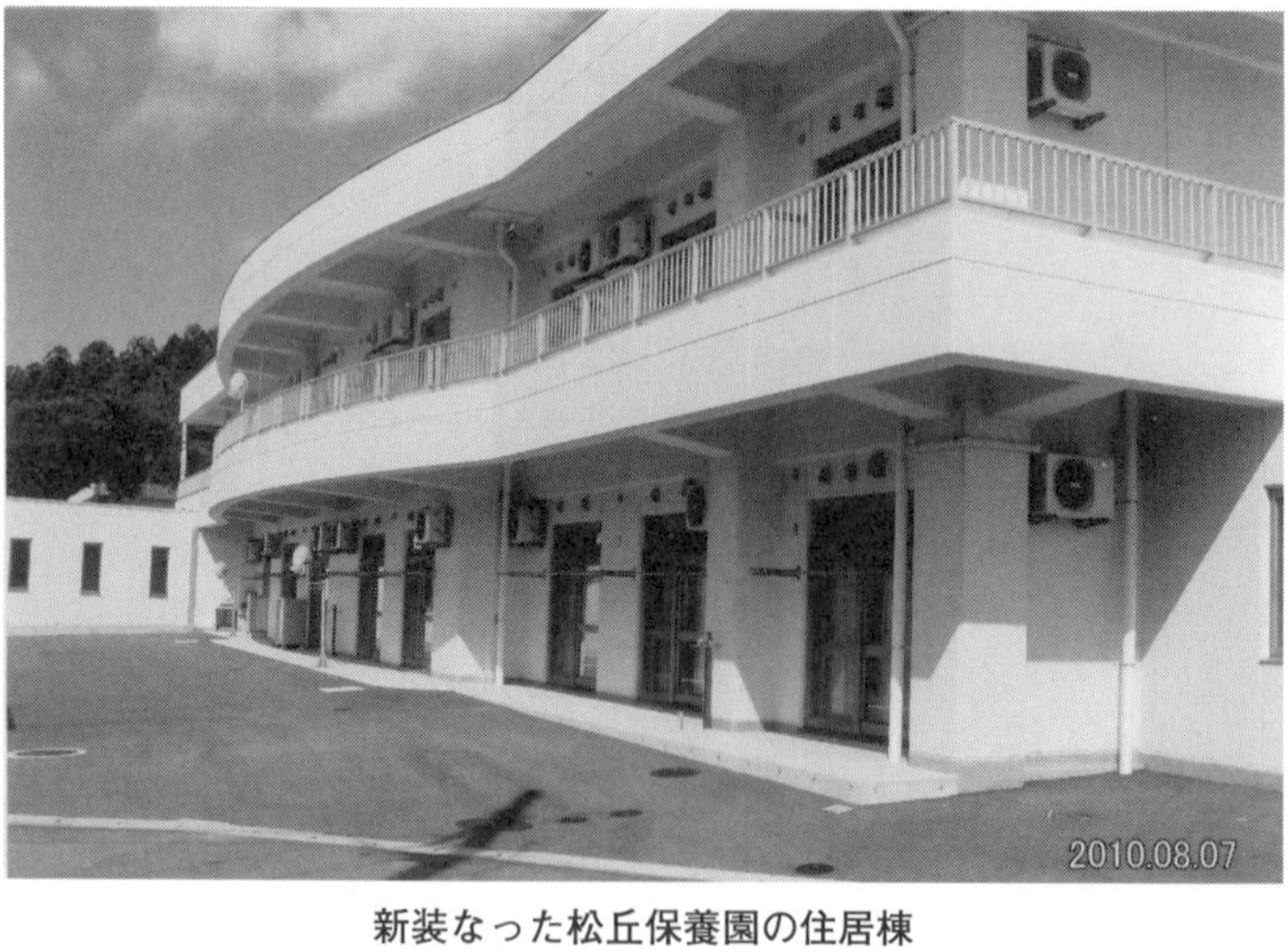

新装なった松丘保養園の住居棟

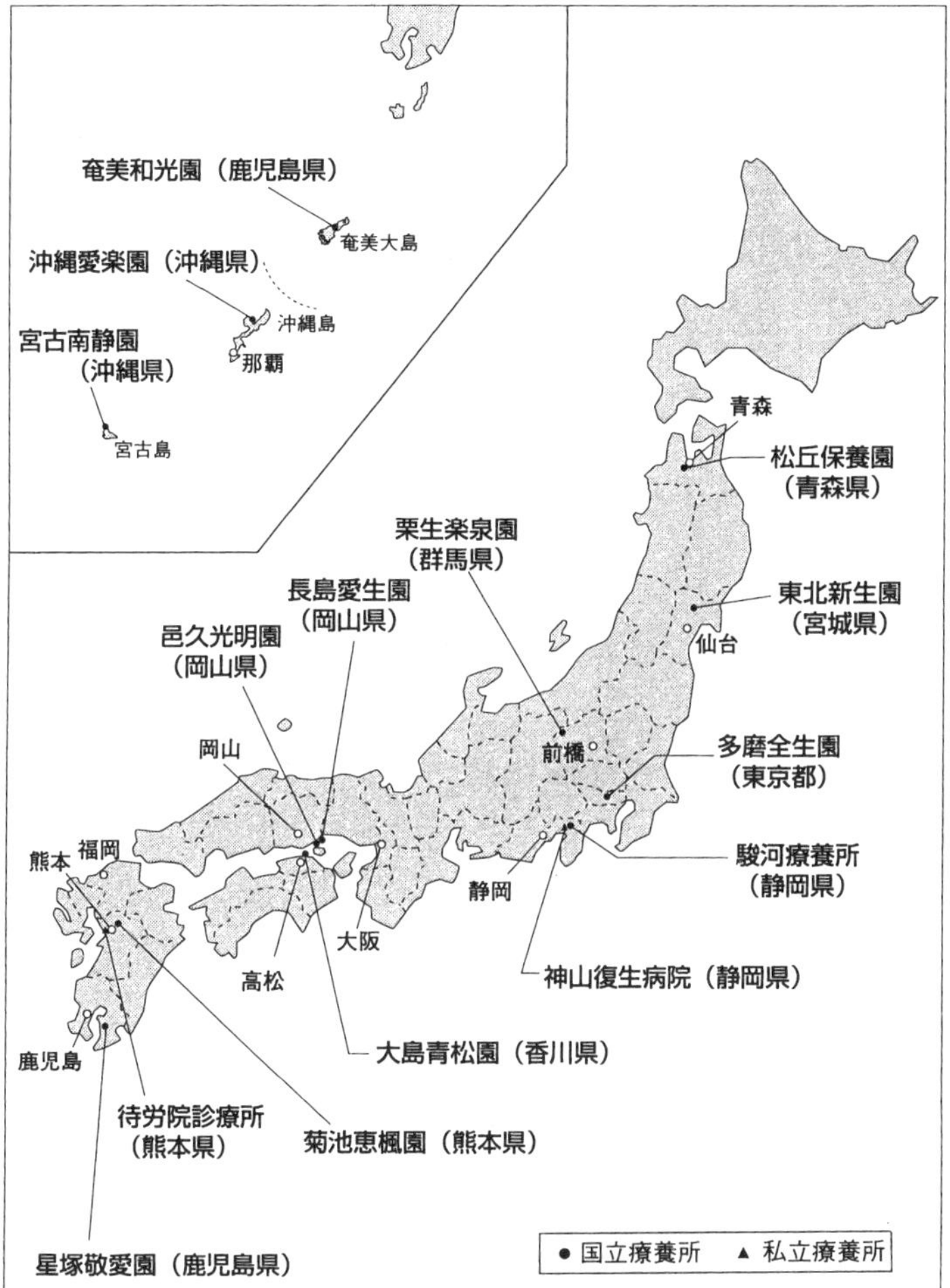
奄美和光園（鹿児島県）
奄美大島
沖縄愛楽園（沖縄県）
沖縄島
那覇
宮古南静園
（沖縄県）
宮古島
青森
松丘保養園
（青森県）
栗生楽泉園
（群馬県）
長島愛生園
（岡山県）
東北新生園
（宮城県）
仙台
邑久光明園
（岡山県）
岡山
前橋
多磨全生園
（東京都）
福岡
熊本
駿河療養所
（静岡県）
静岡
大阪
高松
神山復生病院（静岡県）
鹿児島
大島青松園（香川県）
待労院診療所
（熊本県）
菊池恵楓園（熊本県）
星塚敬愛園（鹿児島県）
● 国立療養所
▲ 私立療養所

全国のハンセン病療養所の所在地

第二章　聴き書き　ハンセン病者として生きて

一　「果たせなかった社会復帰」中村きみ子（長島愛生園）

（昭和九年六月、国立療養所長島愛生園入園　入園時七歳）

〈語り手のプロフィール〉

わが国初の国立療養所長島愛生園は、昭和六（一九三一）年三月二七日入所が開始された。きみ子さんは、昭和九年六月家族と共に七歳で入所された。現在長島愛生園入所者の中で、北海道出身者はきみ子さんお一人である。北海道主催「里帰り事業」、愛生園訪問の際など機会あるごとに断片的にその半生を伺っていた。二〇〇九年、二〇一〇年と、この度改めてご家族のこと、園での生活などをお伺いした。

きみ子さんの父親は、入所前すでに冬季間は群馬県草津にある温泉に療養に行っていたという。「湯之沢部落でも、入湯と点灸に加えて大風子油の内服や注射が行われていた」と『風雪の紋』にあるように、草津では当時ハンセン病の民間療法が行われていた。昭和六年父親が収容され、昭和九年には家族五人（母親、姉、妹、弟、本人）が入所、長男は家の借金のために故郷に残り働いたという。しかし、「私たち家族は療養所があったお陰でここに入所でき、私は今まで生きることが出来た」と感謝の気持ちを率直に語っている。

開設数ヶ月後に入所した長島愛生園最初の入所者は、長島愛生園入園者自治会史『曙の潮流』によると、全生病院からの入所者の選考は、「淳良な気風を作ってくれるような、選ばれた人とし、希望者三〇〇名の中から、各方面の患者の生活、活動の中心となるべきもので、いわば開拓者としての使命―すぐれた能力を持っているものを決定した八一名と、途中で収容した四名を加えた八五名であった」とある。きみ子さんの父親は、大家族主義に方向付けられていた長島愛生園で病友たちと共に、厳しい北海道開拓から新たな長島開拓の一員として、病身でありながら家族のためを思い黙々と働いたのであろう。懸命に働く優しい父の姿が想像される。

長島愛生園は、中村さん一家の入所後間もなく入園希望者は増加の一途を辿り、「昭和一〇年には収容定員八九〇名に対し、同年七月末の実人員は、一一六三名で、二七三名の定員超過であった。従って患者関係費は実質三割の低下となっていた」とあるように、園の生活環境は劣悪の状態となり、昭和一一年には長島事件といわれる、園と入所者との衝突が起き、全国的に大きな関心と反響を呼んだ。劣悪な環境に加え、栄養状態も悪化、強力な感染力のある結核が蔓延したがその対策はとられず、死因の約五〇％は結核性疾患が占めた。きみ子さんの父親も結核による死亡だったのだろう。母親、姉洋子も十分な治療、看護を受けることなく無念のうちに亡くなった。

きみ子さんは、入所後三年位経過してから頬に紅班が現れ、大風子油の注射治療で治癒した。後遺症もなく、何とか社会復帰をと考えていたが諸般の事情で果たせなかった。戦前、戦後も北海道に帰省し、また夫の実家岐阜への帰省、大阪へも出かけ働いたという。「終生隔離」「絶対隔離」と言われた療養所の中で、比較的自由に行動できた恵まれた方である。本人が今思うこととして、「子供でもいたなら」と寂しさを募らせている。もし子供がいたなら、社会復帰を果たされていただろう。だがその夢は夫の断種という、国家権力により奪われ果たせなかった。

現在家族との交流は、甥の訪問も時々あり周囲の入所者からは羨ましがられている。園での多くの生と死を看取りながら、日々の暮らしに感謝し不幸を口にすることなく、穏やかな日々を過ごしている。北海道への里帰りを楽しみにし、その際は故郷の墓参を欠かさない。ご両親、姉洋子さんの故郷への納骨を自身が行い、また二人の兄もすでに亡くなった。きみ子さんの里帰りは、家族への弔いの旅でもある。

生い立ち―長島愛生園への入所まで―

私は昭和二年三月一五日、紋別郡遠軽町（旧白滝村）の農家に生まれました。両親は、明治期にそれぞれ北海道に入植したそうです。家族は両親、姉二人、兄二人、私の七人家族で、私は末子です。昭和九年六月、七歳の時に家族と一緒にここ長島愛生園入所しました。

母は再婚でした。最初に結婚した長男が亡くなり、その次男と再婚しました。初婚の長男との間に、長男と長女の二人の子供が生まれ、再婚の次男との間に生まれたのが、私と次男と次女の三人です。

私の父は、昭和の初期からハンセン病の症状があったようです。冬になると、群馬県の草津温泉に療養に行き、雪が融けると北海道に帰り農業をしていました。草津の宿屋のような所に泊まり、療養していたそうです。父の顔には、やいと（点灸）の痕が沢山ありました。父は結節癩といわれ、当時大風子油の注射もしていたようです。

父は、昭和六年六月か、七月頃ハンセン病治療のために、国立療養所長島愛生園に入所しました。入所する直前頃、白い服を着た警官がよく私の家を訪れ、自宅の外で話をしておりました。入所後は警官がうろつくことはありませんでした。私が四歳の時です。父は、当初青森の北部保養院に入所予定でしたが、北部保養院は火災の後で入所が困難といわれ、岡山県の長島愛生園に入所したのです。長島愛生園は昭和六年三月、入所を開始したばかりで、父は長島開拓といわれる開園当初の作業で、果樹園の仕事をしていたそうです。桃、梨、ぶどうなどの木などを植えたそうです。私たちが入園した頃には、少し育っていました。父は黙々と良く働く人だったと、北海道から来た入所者の方が教えてくれました。父はその働きを自慢することはありませんでした。

父の入所後残された家族六人は、近くで百姓をしていた母親の叔父（本家の親戚）に面倒を見てもらい生活していました。父がハンセン病で入所したことは、親族ばかりの狭い白滝村で、警察官に連れて行かれたため、近所の人は殆ど知っていたと思います。しかし、近所の人たちは、今までどおりの付き合いをしてくれました。当時周辺の人々は、「父は、四つ足の動物を食べたからハンセン病に罹ったのだ」という迷信を信じており、伝染病であるという認識はなかったようです。私は、近所の子供たちとも家を行き来して遊びましたが、「病気がうつる」とか「気持ち悪い」などとは一度も言われたことがなく、嫌われることもありませんでした。

父が入所してから三年過ぎる頃、母と姉洋子にハンセン病の症状が出始めました。父は私たち家族を入所させるために、岡山から迎えに来てくれました。昭和九年六月、両親と姉二人、兄一人（次男）の家族六人は、岡山県・長島愛生園に向かいました。白滝駅まで馬車で行き、夜行列車や汽車に乗り、岡山の虫明漁港から迎えに来ていた船に乗り換え、ここに入所しました。私たちは強制収容ではなかったので、北海道から岡山まで、四、五日かかりましたが当時七歳の私は、家族旅行のようで嬉しかったことを記憶しています。長男は、「俺は行かん、ここで働く」といって、伯父の家に長男だけが残されました。

母の再婚相手との間に生まれた、下の子供二人（姉洋子と私）がハンセン病になりました。母の祖母と父の祖母とは姉妹で、いとこ同士の結婚でした。当時は遺伝病と言われていたので、体質が似ていたのでしょう。

長島愛生園での生活

入所した家族は診察の結果、母と兄、姉洋子がハンセン病と診断されました。私と姉（長女）は、入所した当時ハンセン病の症状は無かったので、両親と別れて未感染児の愛育保育所に入りました。いわゆる「壮健」といわれるハンセン病でない人は、感染を防ぐために発病している人とは一緒に生活しませんでした。

私と姉は、未感染児童として両親と別れて生活していましたが、ひと月に一回は、感染地域と未感染地域を隔てたテニスのネット越しに面会しました。また毎月二〇日に開園記念行事として、光田園長の講和があり離れた所から両親を見る機会がありました。

当初兄（次男）も、足の小指が曲がっていてこの病気と診断されましたが、窮屈なゴム靴で少し曲がったらしく、この病気ではないと言われ一五歳でここを退所しました。故郷へ帰り、兄と一緒に伯父さん（母の兄）のところで農業の手伝いをしたのです。

私は入所してから三年程した一〇歳頃、頬に白いタムシのような斑点が現れ、その後紅斑となりハンセン病と診断され、愛生保育所から少女舎に移りました。両親、花子とは同室ではありませんでしたが、自由に会えるようになりました。しかし親の所に余り行くと、周りの人に羨ましがられるので、子供ながら気を遣いました。一人で入所した子供もいましたから。私はハンセン病の治療は、大風子油の注射を週三回、三年位しました。その後は、ハンセン病の症状も後遺症もありません。戦後プロミンが出たとき、医師からこの注射はしないほうが良いといわれました。もう病気は治っていたのです。プロミンを使い、かえって副作用が出た人もいました。症状が安定している人で、プロミン治療を受け症状が悪化し、腕が上がらなくなったり、病状が進行した人もおりました。

園での教育は、長島愛生学園で一七、八歳頃まで勉強しました。先生は入所している患者さんで、社会で先生をしていた人でした。当時、英語の授業だけはありませんでした。

故郷遠軽への帰省

私は戦前の昭和一八年頃に、園に帰省願いを出し遠軽に一人で帰ったことがあります。病気は綺麗に治っており、手も曲がっていなかったので帰省許可が出ました。帰省許可は、病状の進行状況等により期限を定められたり、許可されなかったりすることもありましたが、私は特に期限を定められることはありませんでした。故郷の叔母（母親の妹）の家で子守をしたり、農作業や家事を手伝ったりして働きました。何とか社会復帰をしたいと考えていました。しかし、入園中の父が足に裏傷（足穿孔症）が出来て歩くことが出来なくなり、母は私に、「父さんが淋しがるから帰ってきて、父さんの面倒を看て欲しい」と言われ、愛生園に戻りました。

両親と姉の死

園に戻ったとき、職員から「手や足を見せろ」と言われて、病気の進行状況の検査を受けましたが、私は特に問題はありませんでした。

父は愛生園の果樹園の作業を行っていましたが、足の裏傷がもとで余り動けなくなり、ベッド上での生活をしており、時々咳をし痰も出していました。昭和一九年六月二一日に亡くなりました。死因は結核だったのかもしれません。

母はここに来た頃は結節癩と言われていましたが、ハンセン病の症状は余り無く、とても元気でした。息子が戦地に行くときは、見送りのため遠軽に帰り、また母の姉妹が入院したときは看病のために帰省したりしていました。小柄な体でよく働けたなと思うくらい元気な人でした。母はあるとき体調が余り良くなく、「オマルを使いたい」と看護婦さんに言ったのですが一人で無理にトイレに行かせられ、トイレで転倒し脳溢血を起こしました。その一週間後の昭和二二年六月二〇日、四九歳で亡くなりました。暫くの間、無理を言った看護婦さんを恨めしく思いました。祖母も脳溢血で亡くなっており、体質が似たのでしょう。両親共ここ愛生園で、四〇代で亡くなっています。両親の遺骨は、園の万霊山の納骨堂と故郷に分骨し、母の遺骨は、私が故郷のお墓に納めました。

姉の洋子は入所時すでにハンセン病を発症しており、治療を受けておりました。園で知り合った三重県出身の方と結婚しましたが、洋子の夫は夫婦舎の部屋に引越ししてから一〇日後に、「詩が入賞して嬉しかった」と書置きして、投身自殺をしてしまいました。ある村の村長の息子で、詩人だったそうです。洋子も詩を書き投稿し、万年筆などを賞品として貰い、私たちもそれを貰いました。優しい性格の姉でした。亡くなるまで北海道のことを口にすることはありませんでした。容態が悪化したため、当直の横田先生に私が連絡すると、先生は自宅に帰っており、「その病室にはそんな悪い人はおらんから」と診察に来てくれませんでした。その翌日、洋子は亡くなりました。亡くなる直前に、「北海道に帰りたい」と言いました。私が「連れて行ってやるよ」と言うと、姉は安心したようでした。昭和二四年享年二四歳でした。私が時々北海道に帰っていたことが羨ましかったのでしょう。姉洋子のお骨も私が故郷のお墓に納めました。

結　婚——社会復帰に向けて——

私は昭和二〇年七月、一九歳のとき知人の紹介で入園者の六歳年上の中村と結婚しました。断種手術を受けることが結婚の条件だったので、夫は結婚前に断種手術を受けました。結婚した翌月の八月、終戦になり結婚したことを、「しまった」と思いました。何故かというと、私は退所して社会復帰をしたかったのです。亡夫よりもっといい人がいたかも知れませんし（笑）、もしも結婚する前に終戦を迎えていたら、結婚せずにここを出て別の生活を送っていたと思います。

私の夫は岐阜県出身で、固い人であまり怒ることのない人でした。愛生園では牛や豚の世話をしていました。結婚当初夫婦舎は満室状態で、入居は順番待ちでした。入居できるまでは、普通舎で夫婦別々に暮らしました。お金のある夫婦は、園内の住宅を購入し入居していました。夫婦舎では、八畳から一〇畳のほどの部屋に二組の夫婦が入居して、生活を共にしました。部屋には押入れが二つあり、二組の夫婦を仕切るための衝立やカーテンなどはありませんでした。

岐阜の夫の実家に始めて挨拶に行くと、次々とみんな私を見に来ました。どんなひどい病気の嫁か、興味本位で見に来たようです。私たち夫婦は、二人とも病気の後遺症は殆どありませんでした。「米の値段はいくらか。電気代はいくらか」等と質問をするのでした。私は横浜の姉の家で普通の暮らしのことは聞いていたので、そのようにこたえると、「何も変わらんじゃないか」と言っておりました。

戦後アメリカからララ物資が届きました。アメリカ人が着ていた衣服は、みな大きくてだぶだぶで仕立て直しが必要となり、園で洋裁が始まりました。入所者の中に洋服屋をしていた夫婦がいて、その人が先生になり私は洋裁を基礎から一〇年位学びました。夫の兄が私にシンガーミシンを買ってくれました。当時ミシンは高価なもので、シンガーミシンは故障もなく、自分のミシンが持て周囲からも羨ましがられました。洋裁を習ったお陰で、園内の人の物を作ったり直したり、また大阪に社会復帰した洋服屋さんの所で、手伝ったりして働きました。これも社会復帰に向けてのことでした。

園内作業も一通りやりました。みんなに割り振られてくるのです。これを断ることは出来ません。重症者の看護や、外科場の手伝いをしたこともあります。切断した足が五、六本も置いてあり、びっくりしたことがあります。今は足を切断するような人もいません。

夫の実家岐阜まで、夫と一緒に手伝いに行ったこともありました。夫の甥が土方の親方をしていたので、夫は三〇歳を過ぎてから運転免許を取り、そこで運転手として働いたこともありました。運転免許は愛生園で少し勉強をして、土方の手伝いをしながら岐阜で取ったようです。夫は岐阜で、私は大阪で働き、大阪で待ち合わせをしたりもしました。

夫の母親が息子の社会復帰に向けて、家を建ててくれました。母親と私たちと三人で暮らす予定でした。私と夫はその家を見に行くと、そこには当時、すでに亡くなった姉の夫の家族が住んでいたのです。「あんたらの病気はうつる病気だ。こわい病気だ。近所の人もそう言っている」と、家を明け渡そうとはしませんでした。「無菌証をみせるか」と言うと、「そこまでしなくても」と言われました。何とか私たちを追い帰そうと思ったのです。

私たち夫婦は、姉の夫に家を取られてしまいましたが、夫は、「愛生園に戻れば家があるんだから」と愛生園に戻りました。夫も社会復帰をしたかったのだと思います。そんなこともあり、社会復帰は出来なくなりました。

姉（長女）と兄たちのこと

一緒に入所した長女の姉は、ハンセン病ではなかったので、最初は長島愛生園で保母をしていたようです。その後岡山の看護婦学校に入り、看護婦の資格を取り、キリスト教関係の知り合いの紹介で、東京江古田の病院に勤めました。姉はその後昭和一四年、満州にも国立ハンセン病病院同康院が出来、光田健輔先生の命を受け、同級生と二人で満州に渡り働いていました。終戦になったとき、当時同康院難波院長は、北京に行っていたようです。院長は、「お前らだけ早く帰ってこい」との命令でした。院長は妻を呼び寄せ、早々に日本に帰国したようです。同康院には日本人患者も入院して居たとのことです。姉たちは院内の患者の世話をある程度した上で、日本に逃げてきたのです。

戦後の混乱した昭和二一年頃、姉は同康院の守備兵をしていたミヤシタという男性と一諸に帰って来ました。無理矢理、結婚させられたようなものです。ミヤシタさんは、「俺が満州から連れてきてやったんだ」と威張っておりました。二人は、裸一貫で帰ってきたので、「金が要る。金が要る」と私は姉夫婦からたびたび金の無心をされ、今でも無心される夢を見ることがあります。姉の夫は大変な酒乱で、訪れるたびに食器が変わっているような家でした。神奈川に住んでいましたが、元は横浜で漁師をしていたそうです。一年に二、三回も転居し、そのために金が要ったようです。姉夫婦は、その後茨城で教会の牧師さんから土地を分けてもらい農業をしていました。二〇年程前にミヤシタさんは、亡くなりました。姉夫婦には二人の女の子と、二人の男の子が居ります。姉は今痴呆症になりましたが、ミヤシタさんの軍人恩給を受給しながら、横浜に住んでいる娘たちにひと月交替で看てもらっています。今年姉は娘たちと一緒に、ここ長島愛生園に遊びに来てくれました。

遠軽に一人残った長男は、叔父の家で百姓として働きました。後に「俺は借金のかたに叔父に取られたようなものだ。叔父の下で働いて、働いて。俺も一緒に愛生園に行けばよかった」と話していました。叔父に世話になったときに出来た借金を返すため、叔父の百姓仕事を手伝うために遠軽に残されたのでした。戦時中は兵隊にとられ、北方の方に数回行ったようです。戦地から無事帰還し、戦後は結婚し三人の子供を育て、八〇歳で亡くなりました。長男、またその息子もすでに亡くなり、遠軽に行っても寂しくなりました。

次男は入所当初ハンセン病と診断されましたが、その後病状は進行せず、中学卒業後に遠軽への帰省を許可され、遠軽に住む叔母さんの家で生活していました。海軍兵として戦争に行き、帰還して結婚し子供も生まれました。平成一五年八月五日ガンで亡くなりました。

「らい予防法」の廃止から夫の死

平成八（一九九六）年三月「らい予防法」が廃止になったとき、主人の実家（男子がいなく養子が継いでいる）の嫁から、「帰ってくるんか、そこに居れんくなったのか」と電話がありました。私たちは「二人で生活するくらいの金は用意している」と反論しました。ほかの入所者にも、家族からこのような連絡があったそうです。帰ってこられることを家族は心配したのです。入所者の中には、籍のみを北海道に置いている人もいます。北海道のどこの出身かと聞くと答ず、自分の本籍を隠しているのです。

夫は平成一四年一月二〇日、享年八〇歳でした。大腸がんで手術しましたが二、三年してから癒着していることが分り、再手術をして部屋に帰ってきました。部屋に戻ってから一週間ほどで亡くなりました。お骨はここの納骨堂に納めました。

現在の生活・家族との交流

私は現在、毎月老齢年金を受け取っています。公衆電話ボックス五ヶ所の掃除も継続しています。食事は時々自分で作ったり、スーパーで購入したり、自分で出来ることはしています。一緒に食事をしたりするような、親しくしている人はいません。庭に沢山咲いているお花は、水子の霊に持参し祭っています。園ではいま電動車で移動している人が多く、「どうして買わんのか」とよく言われますが、「お金がないから」と答えています。電動車を使うと脚が弱るので、なるべく歩くようにしています。ここでは何でも競争です。カラオケが流行れば、カラオケの器械を買うとか、みんな真似て競争しています。

一作年、小川正子先生、光田健輔先生の墓参に行って来ました。小川先生は、園にいた頃は毎朝保育所の前を通って仕事に行っておりました。私は先生の部屋にも遊びに行ったことがあります。患者さんのために良くやってくれた先生です。昔は目も当てられないような姿の人が沢山いました。家でひどいことになっている人が沢山いたのです。その人たちは、ここに連れて来てもらって助けられたのです。

今、園では光田先生を嫌う人も多く、墓参に行ったのは二〇人程でした。光田先生の「終生隔離」は悪かったけれど、大きな事をやった人です。今私たちもこうしておられるわけだから感謝しています。社会に出た人も、「やはりここが好い」と帰ってくる人もいます。

家族との交流は、私の亡くなった夫の姉の子（甥）が時々遊びに来てくれます。小さいときから自分の息子のように、可愛がってきた子です。先日も飛騨高山まで車で連れて行ってもらいました。甥が訪ねてきてくれるのが一番の楽しみです。周囲の入所者は、誰も訪ねてくれる人が無いので羨ましがられます。今になって、夫が断種されなければ自分の子供が持てたのにと思うこともあります。

故郷の遠軽には、兄二人も亡くなりましたが従弟がいます。次兄の息子が北見におり、たまに手紙をくれます。雄武には父親の親戚がおり、四、五年前に行ったことがあります。

私は五、六年前までは、バトミントンをやっていましたが、今は毎日散歩が日課です。散歩のときは猫好きの私に、近所の猫が物欲しげに寄ってきます。老人クラブの会合には、積極的に参加し、輪投げを楽しんだり、おしゃべりを楽しんだりしています。今月末には、小豆島へのバスレクがあり楽しみです。今日も九七歳の人の葬式があり、お参りに行ってきましたが、普段は殆ど出歩かずにいる方と久しぶりに会うことが出来ました。

昨年北海道の里帰り時に白滝に墓参に行きましたが、自分の家が解体され、無くなっていました。とても寂しい気がしました。北海道への里帰りがまた出来るように、健康管理には気をつけています。来年又北海道で会いましょうね。

　私の最後はみんなが入っている、ここ万霊山の立派なお墓に入り、みんなと昔話でもしたいと思っています。

二　「松丘保養園に生きた半生」　滝田十和男（松丘保養園）

（昭和一二年一一月、北部保養院入所　入所時一二歳）

〈語り手のプロフィール〉

　滝田さんとの出会いは、松丘保養園七〇年史『秘境を開く』が始めてであった。「暗い時代を生きた女たち」の一文は、女性入所者の投稿が皆無の中に、唯一所内で置かれた女性の姿を垣間見ることが出来るものだった。故郷から追われ安住の地と思い入所した女性にとって、男たちからの更なる差別ともいうべき処遇に甘んじなければ、そこで生きられなかった女性たちの姿が描かれていた。この一文をハンセン病の理解を得るための会合で、紹介させていただいた。

　平成一八（二〇〇六）年、私は始めて松丘保養園を訪ね、道民会長の紹介で滝田さんにお会いした。彼の短歌にも心引かれ、園からの逃走体験もあると伺い、また亡くなった奥さんが北海道の出身と伺い、いっそう親近感を覚え是非その半生の聞き取りをお願いした。

滝田さんの半生は、父のハンセン病発病による学校でのいじめ、間もなく本人も発病、登校も拒否された。昭和一二年九月二〇日、父親と共に一二歳で生れ故郷の福島を旅立ち、本州最北端の地、青森県・北部保養院（現・松丘保養園）へ入所した。そこには満足な医療は無く二年後、父親は悶絶しながら最期を遂げた。肉親の看取りは一五歳の彼一人だった。

滝田さんが入所した当時、ハンセン病に有効とされた治療薬は大風子油の注射だった。注射を継続すると治療効果は若干あったが、医師の指示が必要、所内での使用量は少なく、入所者は自費で購入し痛みをこらえ互いに注射していた。それも家族からの仕送りが無ければ出来なかった。療養所運営に伴う作業は、設立当初より軽症者に全て委ねられていた。

彼も一五歳になると、重症者の看護の任を負わされ、二〇人の重症者を二人で看るという過酷な介護労働だった。そこには満足な医療も看取りも無く、次々と亡くなる重症者の悲惨な姿だった。そこには絶望しか生まれず、その極みから逃れるように、命がけで保養院を逃走した。罪人が追ってから逃れるような必死の逃避行だった。

下北半島から三陸沿岸を同病者や、療友に助けられナフタリンを売り歩いた。様々な工夫を凝らしながら、社会で生きる力をつけていった。今その半生を顧みながら、旅の途中で出会った朝鮮人労働者、兵士たちのその後に心を寄せている。その後釜石製鐵所に病を秘し入社した。「精密機械組立工」という職名と社宅も与えられ、自立した社会生活を営み、彼の人生の中で最も生き生きとした青春の一コマだった。一生暮らしてもいいと思った場所だったが、再び病魔が襲いそれを不可能にした。病気の再発から東北新生園、さらに松丘保養園へと再入所を余儀なくされるが、ここで妻となる知子さんとの出会いがあった。

病を抱えたもの同士であったが、幸せな結婚生活だった。共にカトリックの信仰を得て、その絆はいっそう強く結ばれた。短歌の道へも精進を重ね、指導の先生の勧めもあり昭和三三年、初の歌集『天河』を出版するに至った。だが一番の想いは遠く離れた故郷のこと、特に苦労をかけた母への想いは深く、望郷の念は募る。だがその母の逝去も知らされず、弟からの知らせは一週間過ぎ、葬儀の際に配られた引き出物だった。平成一八年、福島県主催の「里帰り事業」の際は、遠くから我が家を眺め写真に収め、その敷居を跨ぐことも無く、大急ぎで両親の墓に詣で療養所へと帰ってきたのだった。

口癖に汝より早く死なれんと言いゐし母の言葉忘れず

山際の畑に日すがら土くれの暮らし続けたる母の想ほゆ

母の亡き齢より遥か生きのびて家族とも疎くなりゆくばかり

売られゆく馬を育てし日の記憶ふるさとは遠く遠くなりにけり

この歌を詠んだ当時の滝田さんの心情は察するに余りある。このままで終わる人生は余りにも寂しく悲しい。この聴き取りを整理しながら、私はあれこれ思いをめぐらしていた。これを纏めたら、滝田さんの故郷に送りその思いを伝えようか、それとも故郷を訪問しようかと真剣に考えていた。だがその想いと願いは叶った。平成二二年七月、甥夫婦が思いもかけず面会に来られたという。若い甥夫婦は何のわだかまりも無く、叔父である滝田さんに接し、亡き叔母知子さんの墓参の花までも用意され、一緒に行かれたという。

平成二二年八月六日、この度の訪問でそのお話を伺い、私は本当に嬉しかった。入所者との多くの関りの中で最も嬉しい出来事だった。家族との厚い壁、この厚い壁がようやく取り除かれた。八月六日は、療養所の皆さんが青森県のご招待で「ねぶた祭り」を楽しむ夜だった。自治会長、福祉室長さんのお計らいもあり、その末席に私も加えて頂いた。県庁では、三村知事さんの跳人のご披露、そして勇壮なねぶたの数々、お囃子、美しく着飾った跳人の威勢のいい踊り、跳ねる度に鈴が鳴り、見る者を存分に楽しませる世界的なイベントに成長した「ねぶた祭り」。祭りを楽しみながら、滝田さんが、「ご家族との絆を回復された記念日」として私の心に深く刻まれ喜びに溢れた。短い北の夏、青森の暑い夏を彩る「ねぶた祭り」は、八月七日にねぶたの海上運行と盛大な花火大会で締めくくられた（文中の詞書、短歌は、滝田十和男著の歌集『天河』、および園の機関誌『甲田の裾』より転載した）。

私の生い立ち——故郷のこと——

私は福島県郡山市の東方の阿武隈山地にある、耕地の狭い山合いの寒村で生まれ育った。家は代々農家で葉タバコや養蚕、馬産を営み、冬は炭焼きなどで生計を立てていた。私は五人兄弟の次男で、大正一三年生まれで上に兄と姉がいて下に弟が二人いたから、私がその真ん中というわけです。ここ松丘（松丘保養園）に送られて、早七三年になりました。私の村は昔、水戸藩と仙台藩の間に小さな守山藩という幕府直轄の天領に支配されていて、江戸幕府から遣わされてきた役人たちが、田舎暮らしの退屈を紛らわせるためか、江戸歌舞伎を持ち込んで伝授したものが「柳橋歌舞伎」として現在も残っている。毎年春になると高々と木組みの舞台を組み上げ、着飾った近村の老若男女を集めて、賑わった幼い頃を思い出します。文久二（一八六二）年生まれの祖父などは、すでに七〇歳近くになっていたが、酒に酔うと必ず芝居の浄瑠璃や祭文を唸りだし、自分の口三味線でベンベンーベベーンと、合いの手を入れるなどして興じていた。一〇歳の頃に発病した私の病気は、どうも祖父に根源が有るらしいような気がしてならない。人間の体質には隔世遺伝という法則があって、例えば村でもかなりの資産があった家運を、きれいに傾けてしまったほどの、二代に亘って大酒飲みの祖父、その息子である私の父は一滴の酒も飲めなかった。小さな盃一杯の酒で、顔中真っ赤にして恥ずかしそうにしていた。ところが私の男兄弟四人は、その父に似ずアルコール類なら何でもござれで、まさに隔世遺伝の体質そのものと言えなくもない。祖父が言うには、祖父の母親は二キロばかり離れた川下の村医者の娘で、折にふれて母親の実家に連れて行かれると、医者の家屋敷を取り囲むように、周りに十四、五軒もの癩の病人たちが萱葺きの掘っ立て小屋に住んでいた。そんなに大勢の患者が集まってくるからには、何か特別な治療法でも施していて、それが口込みで近郷近在に知れ渡ってのものかどうか、そこのところは明治初期の頃の話で分らない。医者の家でも沢山の農地を持っていたので、農繁期などには病気の軽い人は田植えや養蚕を手伝ったり、女の患者は子供の守りなどをしていたという。母の実家ということで、忙しい時は当然親たちも応援に行く。祖父の兄弟は六人もいたので、しょっちゅう女の患者たちに遊んでもらったという。しかし、誰一人としてこの病気（ハンセン病）になっていない。祖父は自分の兄弟が病気にならないで、自分の子供が三人もこの病気になった訳だ。大正一五年頃、父の一番下の弟が東京に大工の修行に行っていて、癩を発病して帰ってきた。

当時は警察なんかも喧しくなかったが、近所で製糸工場に行っている娘さんがいて、正月に帰って来たときに「正男さんのような、病気の人が入る病院が青森にあるそうよ」と言ったのが、療養所について始めて聞いた話で、村の人で覚えた人が「そこは患者を集めて殺される」とか何とか、そういう話で持ちきりだった。巡査も来るようになって、「行ってみるかい」と言われてここに来た。その伯父というのが私を一番可愛がって呉れ、同じ家だけど家の離れに暮らしていた。ヨチヨチ歩きの頃、伯父は一番病気が重くなっていた。美味しいものを作るとすぐ私を呼んでくれ、美味しいものに釣られて私も伯父になついて、私だけがうつったんでないかと言われているが、父の兄弟三人のほかに、孫の私と四人がこの病気になった。というのは、父が入院するとき郡山まで送ってくれた分家した弟が、その時は病気でなかったが、私たちがこっちに来てから発病した。村の巡査が説得に行くと、鎌を持って巡査を追っかけて歩くと言っていた。とうとう療養所に入らないで、四〇歳位の時に自宅で亡くなった。

松丘保養園に入って判ったことだが、兄弟五人が全部病気になった人もいるし、濃厚地帯というか、病気の発生しやすい地区があるんだ。秋田のA地区、岩手のK地区とか、患者がどっと多い地区がある。都会暮らしの人とか、漁村の人には案外この病気の発生が少ない。農村の不便な処に行けば行く程、身体の栄養になる蛋白質を摂る機会が少ない所が、発生しやすいような関係があるんじゃないかと考えられる。漁師にはこの病気は少ないし、解明されていないことも沢山あるようだ。私が気がついたことは、我家の兄弟たちは食べ物の好き嫌いがあって、「あれ食べないこれ食べない」って。朝ごはんなんか「生卵がないとご飯食べない」と言ってご飯食べない。鶏が朝五個位、卵を産む、親たちはそれを売って金にしたかった。私はそれを憶えているから、わがまま言わないで卵を食べたいと思っても食べないで我慢した。でも他の兄弟はそんなこと考えないで、平気で卵を食べたがる。今考えると蛋白質で栄養摂れるもの何も無かった訳だ。魚屋さんが自転車の後ろに箱をつけて、魚を売りに来るんだけど、一年に何回も買えないような貧しい家ばかりだったから。それで栄養不足で私がこの病気になったんでないかなって考える。幸なことに成人しても私の兄弟たちは、この病気にならなかった。

ハンセン病の発病・父と私

父は昭和八年頃、小学校の同級生にお医者さんがいて、その人が村会議員に立候補し、父はその選挙参謀で走り回っていた。その頃はまだ病気でなく、昭和九年四二歳の頃に発病し、結節型でどんどん悪化し、寝たり起きたりの状態になった。顔にも結節出て、外さ出られなくなっていた。「どうせ療養所に行ったって死にに、行くようなもんだから家で死なせてくれ」と巡査に言っていた。私は斑紋型だった。尋常二年生の頃、「なんだか変だ、変だ」と思っていた。斑紋のあるところはつねっても痛くないし、そこだけは陽に焼けない。家族には何だか言い出しかねていた。五年生の秋になると顔も腫れて、一遍に病気が噴出した。頸のリンパ腺も張ってゴロゴロして痛く、それでも学校に行った。父親も病気だったから「ドス！ドス！」と言われていた。朝、校庭に私が行くと、昨日まで一緒に遊んでいた友達が遠巻きにして、私が出て行くとみんな逃げ足でパーッと拡がってしまう。斑紋が何カ所か出て、学校で頼んでいる医者をよんであちこち針で刺すと「ウーン」って、学校の先生は「明日から学校に来ないで、家でゆっくり休んでいいから」と言われた。

父病むが科あるごとく罵られ川べりに獨り笹舟ながす
罪人の裔の如くにうとまれて吾がものごごろゆがみ育ちし

大田病院行

「一〇歳の秋、身体に数ヶ所に及ぶ斑紋の兆候を見、父母の愁眉に挟まれて、旬日を居りしも遂に嬰児を背にした母に伴われ街の病院を訪づねぬ」

私は、母親と一緒に街の大田病院にやらされた。そこは二〇キロ以上の道のりで、当時は歩くしかなく診察を受けに歩いた。診察が終わると、私を待合室に出して、母親が診察室に呼ばれ「この病気は簡単に治る病気でないけれど、青森の病院はただ患者を集めて、食わせるだけの所だから、あそこに行っても治らないよ。仙台の東北大学に皮膚科があるから治療してこい」と教えてくれたけど、当時病院代が一月六円か七円かかる時代で、そんな金はないし、どこさも行く当てはなかった。

更衣室に追われし吾の利耳《ききみみ》に母の嗚咽は響きたれり
きはまりて吾を掻き寄せ憚らぬ母のなげきに頬ずられゐつ
蒼ざめて待部屋去らぬははと吾れに濡るるまで消毒《けどく》の液は撒かれぬ

私は学校へ行かず、生まれて何ぼも経たない赤ん坊の一〇歳年の違う弟が、いま跡をとってくれているけど、その弟の子守をしていた。私の家は一軒家でずっと坂道があるから、誰かが来るとすぐ判ったので、誰か来ると顔を見られるのが嫌だから急いで隠れた。そのうちに巡査が、しょっちゅう来るようになった。父親も「息子が青森に行って、この病気が治るんなら」と、入所の覚悟をきめた。

累ひきて幼き命侵さるる怯えに父母が夜半の諍い
吾が病みにとほく死にたる伯父を責め狂いし如き母が幾夜《いくさよ》
乏しきを賣拂ひつつ購みつぎし薬も盡きぬ癒ゆる兆なく
かくれ病むに神の罰とも訪ねきて容易《たやす》くいゆる方法《てだて》説きゆく
子が癒ゆる望みのみなる入園をうべなふ拇印癒えし掌に捺す

門　出——北部保養院入所——

昭和一二年九月二〇日午後一一時過ぎ、いよいよ我が家を出るとなって、父と私は夜中だったので、すでに熟睡している弟たちの寝顔を見に行った。まだ乳呑児の末の弟の顔を覗き、父も涙ぐんでいた。私は親類の人から貰ったお菓子の袋をそっと枕元に置いて出た。これが最後になるかと知れないと思って、井戸端の筧から流れてくる水を汲んで飲んだ。父も同じように飲んでいた。

親類や近所の人も数人見送りに来てくれた。みな別れを惜しんでくれた。明るい月夜の晩だった。家を出て一キロほど歩いて村外れに来たとき、人気のない夜道を、後ろから何か叫びながら走ってくる人がいると思ったら母だった。母はリヤカーの父のもとに辿りつくと「お父っあー行ったら駄目だ！行かないでー」と、気でも狂ったかのように、父にしがみついて泣きじゃくった。父は別れのとき、何遍となく繰り返してきた言葉を「年寄りと子供たちを頼むぞ」と言うばかりだった。途中まで付いて来ていた母の兄が、「もう好いだろう」と母を引き離そうとしたが、母はなおも強くしがみついて離れようとしない。今別れたらもう二度と会えないことを、母は知っていたに違いない。「早く行かないと汽車に遅れてしまうぞ」という叔父の叱声に渋々立ち上がった母を置いて、砂利道の県道をリヤカーは出発したのであった。

すでに歩行も困難になっていた父のために、地主の家から借りてきたリヤカーを、分家した父の弟と、東京の勤め先から呼び寄せた兄の雄一とで曳き、私が後ろから押して、坂道の多い二〇キロの道を歩いた。郡山駅に着いて、青森まで同行するという巡査と落ち合った時は、すっかり夜が明けていた。朝一番六時の列車の、しかも最後尾の車両に乗り込んだら、すでに女の人が手ぬぐいで顔を隠して、巡査と一緒に乗っていた。私は列車を見たのも乗ったのも始めての体験だった。二人の巡査は遠く離れて座っていた。日支事変が始まったばかりの東北線の各駅には、戦地に赴く軍用列車が兵隊や軍馬、そして大砲などを満載して南下していくのと、行き違ったのが忘れられない。あの兵隊たちのうち、どれだけの人たちが生きて無事に帰還出来たであろうかと思うときがある。青森駅には午後七時頃到着した。保養院には当時入院用の車は無く、馬車に揺られて到着した。

出でゆけば還れざる身を呟きて嬰児の熟睡《うまい》父はあらたむ
産土《うぶすな》にわかれゆく夜を父とわが腹にたたへて筧の水のむ
とほくゆく癩のからだを憚りて出で立ちさえも夜半をえらべり

父と母が訣れの言葉きはまりて月さす道に手を取りあへり

私たちが収容されたのは木炭庫の二階で（この建物は、前年一〇月の大火の際たった一軒焼け残った）一二人も居る雑居部屋だった。一二人が白い天竺木綿のゴワゴワした寝具を並べて寝る姿は、初めて見る者には異様な風景としか言いようのないものだった。翌朝から三浦さんという室長から、入院患者としての規則のことや決まりや聞かされ、早速一人分自治会費一円、白道会費二〇銭を親子二人分徴収されたうえに、残りの所持金は院内だけに通用する「金券」というものに換える規則だからといって取り上げられた。父は来るときの汽車賃を払った後の五円位しか持っていなかったので、半分は会費に取られ、見たこともない銅製の金券を渡され、戸惑うばかりの入院第一日が始まった。入所当時の食事は、麦三分の二、米三分の一の割合で、副食は大根汁に、たくわん二切れがついた程度で、魚は週に一度くらいだった。この押し麦も、軍馬用の押し麦と同じだったということを後で聞いた。最初はとても食べられるものでなかった。

私はまだ子供だったので尋常科五年生に編入ということで、校舎のない林間学校へ通うことになった。林間学校は前年の火災で施設がなく、各自むしろを持参し午後から二、三時間の授業を受けた。翌年学校が出来、少年舎も出来、大人と一緒の生活から開放された。

郡山から入所のとき一緒だった女性は、二年位してからここで亡くなり、父はその葬儀を手伝い、女性の家にその経過を知らせた。嫁さんからの返信では、夫（女性の息子）は「支那事変」で兵役にとられ戦死の公報が入っていたという。全く悲惨な話だった。

父逝く

「入園以来臥せり勝ちであった父は、幾つもの餘病に耐えがたく血を継ぐ者、吾れ一人のみの手を握りつつゆく。五月一〇日を遂の忌日とす」。

父は入所して二年目、発病から五年位で亡くなった。当時は病気を止める薬が無かったから、ただ見ているしかなかった。病棟にも入れず、普通の部屋で亡くなった。当時はそれが当たり前だった。父は結節が多く、身体中結節があって、結核にもなっていたんでないか。当時はどの部屋にも結核患者がいた。洗面所もトイレも十何人もが、皆一緒に使っていたし、殆どが肺結核で死んだ。私は少年舎にいたから、夜中に呼び出されて行ったんだけど、父は随分苦しがり悶絶していた。死ぬときに私を待っていたんだか、頭をぎっしり鷲づかみにして、なんだか呂律がまわらなくて「早く家さ帰れ」って、一生懸命言っていたから、あれは忘れられない。昭和一四年五月一〇日、父が死去した時の遺言は、「早く家さ帰れ」だった。父の遺骨は兄が引き取りにきた。

われ獨り遺すあはれをみまかりのその日の朝も言ゐましける
ひきよせて吾が頭抱えて遺しける臨終《いまわ》の言葉おろそかならず
幸うすく父が逝きにし夕《よい》の灯に獨りとなりし影据ゑにけり
臨終《いまわ》にも遇えざりし子に抱かれゆくみ骨は春の闇に鳴りつつ

北部保養院でのくらし

私がここ松丘入った昭和一二年頃は、周囲は見渡す限り原野だった。村の人々もらい患者のことは、親代々言われていたことが染み付いているから、当初患者に接触しようするのは宗教関係の人くらいだった。本当に私が来た頃は、外との出入りはなかった。朝になると皆朝食前に、園の周囲の土塁が築かれている所が道路のようになっていたので、男も女も歩ける人は皆で散歩に出る。ずっと公園を上って行って、「有毒地帯」と、「無毒地帯」と分かれているからその境目から西へ、有毒地帯の土手をずっと上って、一回りして帰ってくる。夕食を食べるとまた歩く。一〇〇人も、二〇〇人も皆つながって歩く。私は子供だから土手の側に、美味しそうなわらびなんかあると、そんなのを土手を下りて採っていると、「こらーっ」て、患者に怒られる。患者同士も厳しかった。今と違って着流しの袷なんか着て、男も女も一緒に歩くのは壮観だった。雨でも降らない限り毎日なんだ。土手の境界ぎりぎりまでは、自分たちの土地だからって歩いた。ここは人（入所者）が多かったから、人の目があり、昼間は園の外にも出られなかった。グランドの方は、バラ線が張ってあり、正門は入所のときに入ってくるだけで、出るのは山越えしていくとか、沼の方をくぐりぬけて出るしかなかった。開設当時、正門のところにいた請願巡査は、取り締まる一方で評判が悪くて、あまり威張るので患者がデモを組んで押しかけていったら、院長先生に途中で捕まって、院長が「ここは何とか俺に任せてくれ」って、土下座したっていう話も残っているくらいだった。

戦前の話だけど、療養所に頼らないで生きていた人一杯いた。集団生活に馴染まないで、自由に生きたい人も結構いたんだけど、春から秋までは、外で左官屋をしたり、或はお坊さんになって各家庭を廻って物乞いしたりして、冬になるとこっちに帰ってきたりしていた。帰ってくると、こちらに結婚している奥さんが待っているから。外に出て行ってそのまま定着してしまった人もいるし、自然治癒した人もいる。

結局は療養所がなかったとしたら、家庭の問題としては、悲惨な現状しか考えられない。家族が裕福で養ってくれる人があるなら別だが。私の村でも私が病気になった頃に、村会議員の人が発病したと聞いている。部落でも資産家の人だけど、自宅でこもったまま亡くなった。

私の病気治療は、地元の大田病院で大風子油丸を一回飲んだきりで、ここに来てからは、中條院長の研究開発したTRの注射を、週に二回していた。私の神経型にはTRは効果がなく、かえって悪くなってしまった。中條院長は研究家で、このTRは熱さましには効果があったが、この注射で私の血管は萎縮して、血管が見えなくなってしまった。当時、大風子油の注射は、院長の処方がないとしてもらえないから、父が亡くなってから、昭和一四年の秋頃、看護婦さんに「先生に頼んでくれないか」と言ったら、院長は自分の薬を否定されているものだから、しぶしぶ嫌な顔して、結局大風子油に切り替えて呉れたけど。治療場でやってもらってからも、平行して自分でもやっていた。ここに入ると、古い人が知恵を授けてくれる。大阪の岡村平兵衛商店から五〇〇グラムの瓶を送ってくれる。大風子油って油で、蝋みたいに固まっている。それを体温位に温めて溶かしてから注射する。消毒といえば火鉢に炭を熾して、空き缶に注射器と針を入れ煮沸消毒して、注射器が冷めてからお尻や太ももに射すが痛くて泣いた。まともに歩けない、屁っ放り腰で二〜三日歩けない。よく揉んだつもりでも固まって、何年かやって足を腐らかしてひどく腫れて、そんなときには仕方がないから治療してもらう。当時はみんな薬を自分で買っていた。五〇〇グラムの大風子油で三円五〇銭位していて、それに注射器も買わなければならない。アルコール位はあったから、脱脂綿で消毒して、夕飯食べるとお互いに注射器を出して、注射をしていた。

一五歳―重症者看護の日々―

昭和一五年、私は一五歳で園内の小学校尋常科を卒業すると、患者作業として重症者の病棟看護に従事させられ、仕事は一部屋に二〇人の患者を二人で看ていた。朝食一時間前の六時三〇分に出勤し、まず尿器の尿を捨てて尿器を洗う仕事。次にタバコを服ませる。当時は刻みタバコだから、キセルで三服とか五服吸わせ終わると、バケツに水を入れ天秤で運び、洗面のお湯を火鉢で沸かしてから洗面をさせる。配食が終わると自分も食べる。食べたお膳を下げて、男の人は又タバコ一服の時間。食器の洗い物をしてから、治療場に行けない人ばかりだから、治療場へ外科の材料、包帯とかガーゼとか軟膏とかを貰いに行く。箱に一杯貰ってきて、包帯交換もする。重症の人が多く、傷がひどかったから、包帯交換も一人に三〇分も四〇分もかかるし、当時は病棟に風呂はなく、腐った傷口からの悪臭はひどかった。使ったガーゼは再生にまわし、目が廻るように忙しく、地獄のような日々だった。当時一五歳の私には、絶望しかなかった。

日給四銭の作業《わざ》に従ふ日日をゐて束縛《いましめ》破るたくらみは立つ

柵超え靴そこそこに履き替へしおののきを抱きひた走りたり

(滝田は、当時の心境は、『七夕ずいひつ』の中で、を次のように回想している。「癩園の中の小学校を卒えたばかりで、重病室の看護係りとして、強制的な労働に追いまくられた明け暮れに辟易していた私は、そこで僅か二年ほどの間に、百人近い病友たちがろくな治療も施されず、次々と病み崩れて死んでゆく悲惨さを目にして、全く絶望しきっていた。肉親から消息を絶たれて、汚れた古いベッドの上で、人生の旅を閉じてゆく病友たちの姿は、私の明日の姿として、目を覆う訳には行かなかったからだ。まだ若かった私は、これら死を待つばかりの人々のために、自分が今、どんな役割をしているのか。などということは考えても見ようともしなかったし、ヒューマニズム的な気持ちよりも、この呪わしい状況から脱出することばかり頭を占めていた)

北部保養院からの逃走―行商体験―

私は昭和一六年六月六日、北部保養院を入所者三人で逃走した。外に出たいし、家に行けばすぐ警察に連れ戻されるし、家に帰ることは出来ない。私は父が残した衣類を、万年筆を買うからと言って金に換え、手持ちの金と併せて持った。強制収容の刈り込みで入所した伊原金太郎さんの伝で逃走できた。伊原さんは片足一本義足だったが、療養所に馴染めない人で、旅しているうちに巡り合った女の人と結婚し、行商をしたりかつぎやもやっていた。

獨りなるいのちに呼ばふ母のこゑ　暮れゆく夕《よい》を逃れ出でたり
誤たば私刑《リンチ》の笞に血を喀かむ紛れ出でつつ現なく駆く

当時は無断で逃走した者があることが知れると、園から直ちに警察に通報され、近くの駅にも厳しく捜索の手が伸ばされた時代だった。私は追手の裏をかいて、田んぼ道や町の路地伝いに逃げて、三つ目の駅から汽車に乗り目的は果たし、下北半島のある町に連れて行ってもらった。あの時代は、そうしたとき世間とは良くしたもので、防臭剤のナフタリン製造と、行商を奨めてくれる人があった。下北の木賃宿の離れを伊原さん夫婦と加藤さんと四人で借り、汽車に乗ったり、バスに乗ったりして、下北を二カ月位行商して歩いた。当時、正津川から大間まで鉄道を作るのに朝鮮の人を働かせていた。

大湊では海軍の要港部があった所で、ここでも朝鮮の人を働かせていた。商売をしに行くのに、ここの司令部の前をよく通った。当時はどこに行っても朝鮮の人を連れてきて働かせていた。防臭剤のナフタリンは、町の薬屋に行くと大きな箱で安く売っている。それをまとめて買い、それを雑貨屋から赤とか青とか色々なパラフィン紙を買い入れて、バラにして一〇個とかに詰め替えて風呂敷で包み、売って歩いた。結構いい商売だった。そのうちに、筆も売った。一〇銭の値札の付いているのを剥がして、一五銭とか二〇銭とかにして、それに小間物をつけて売って歩いた。最初は商売できなくて、行商の経験のある人を手伝って商売のコツを覚えた。一人で商売して歩くのに二週間位かかった。暖かくなると、鍋にナフタリンを溶かして、食紅で赤とか、黄色とか色を付けて、ハート型のブリキの容器に流し込んで、綺麗なセロファンに包んで売った。これもトイレの臭気抜きに使われ、すごくよく売れた。下北半島一円の半分位廻ったね。ひと夏そこに居てから、八戸近く今の南部町や、岩手の三陸の宮古へも行った。安く泊まらせる所にはそれぞれルートがあって、正規の宿賃は高いから安い所に泊まった。そこには、商売の経験のある人のことを世間師といって、鍋の鋳掛け屋、鋏の砥ぎ師など色々な人がいた。そういう人たちがみな情報を呉れる。一一月になり岩手県の宮古で福井から、軍に納めた物の払い下げの端布ばかりを扱う問屋から端布を取り寄せた。着る物のない時代だったので、これもよく売れた。

故郷・福島への帰省

そろそろ寒くなって商売も出来なくなり福島の実家に、ほとぼりも冷めた頃だろうと思い、昭和一六年一二月、実家に帰ると警察が、「まだ帰ってこないか、まだ帰ってこないかと」何回も来ていたと言う。父と私が入所した後、警察が来て「石炭酸や石灰を縁の下までかけて消毒された」と、母はその後、何回会っても、「本当にひどい目に遭わされた」って。家の人たちにも随分迷惑掛けていたのだ。一年近く百姓を手伝っていた。当時は戦時中で近所でも兵隊に取られて働き手のない家が多く、「手伝って欲しい」ととても重宝された。でも絶えず警察が来て実家ばかりでなく、親戚にも「何とか早く療養所に入るようにいってくれ」と、親戚にも協力させる。家にも居づらくなって東北新生園に入所することを約束した。

釜石製鉄所での社会生活

昭和一七年、戦時中の人手不足で職業紹介所には、軍需工場から様々な職種の募集の張り紙や仕事の紹介があった。私は療養所に入りたくなくて、釜石製鉄所で工員募集があるのを見て書類を出し、厳しい学科試験と体格検査にも合格し採用された。念のために戸籍謄本は、肌身離さず持って歩いていたし、釜石は行商の時に歩いた町だったので土地勘もあった。二週間ばかり短期訓練があり、軍事訓練のようなこともした。「精密機械組立工」という職種をもらい、社宅も貰った。そこに一年位居た。ガスのメーターが故障を起こすと、電話がかかってきてそれを直す修理班で、工具を入れた点検袋という鞄を提げて毎日歩いていた。だんだん寒くなって、油のしみた冷たい軍手をはいて作業を続けていたら、手の麻痺が始まっちゃった。こりゃだめだなと思った。握る力が無くなり、握ったと思ったら、ポトッと工具を落としたりするので、仕事にならなくなってしまった。三月頃風邪をひいて「家に行って静養するから」と言って職場に「休暇願」を出して「あの人は、らい病だ」と、言われないうちに、そのまま「東北新生園」に入っちゃった。それきり帰らない。釜石は暮らしやすいところで、良かった、忘れられないところ。全国からいろんな人が集まっていて、すごく世話好きの人が多くて良かった。病気が再発しなかったら、あそこで一生暮らしたかった。会社ではお祭りがあると、若い者に神社の幟の旗を持たされて、先頭を歩かされた想い出があり面白かった。でも手が利かなくなると仕事できなくなるから——。昭和一八年三月末だった。

　癒えきらぬ身を逃れれつつ紛れ住む巷ははるの萌しあかるく
　鉄つくる業《わざ》に就かむといつはりの履歴したためかへりみざるも
　わが手垢に汚れて今も残りをらむ釜石製鉄所の瓦斯配管図

療養所への再入所——東北新生園から松丘保養園へ——

　昭和一八年三月末、宮城県にある国立療養所東北新生園に入所した。当時はどこの癩療養所も行けば「はい、どうぞ」で、入れた時代だった。園長は北部保養院時代の外科部長鈴木立春先生で、私を憶えていてくれたもんだから、翌々日園長先生からの呼び出しがあった。先生は待ちきれなくて、途中まで私を迎えに来てくれ､頭をグリグリ撫ぜて喜んで迎えてくれた。当時も立派なお医者さんが沢山いた。鈴木先生は、北部保養院の封建的な患者隔離のしきたりの中で暮らしている患者のことを、気の毒だと思っていたらしく、自由な解放的な療養所を作ろうとしていた。その流れを汲んで、今でも開放的で、村の人にも馴染まないと駄目だからと、当時子供を集めて相撲大会をやったりもした。藤楓協会の浜野理事長の時には、研修農場をつくり、実験的に養豚場を作ったり、患者の自立のために尽力した。浜野理事長は、早くに亡くなってしまった。元松丘保養園の荒川巌先生も開放的だった。素足でペタペタ入ってきて神経質でなかった。北部保養院初代の中條先生は、律儀な固い人だった。遠くから子供ながら先生に頭を下げても、肩を怒らしてにこりともしないで睨みつけられるようで怖かった。

　松山はきり拓きつつ耕せりいのちの糧のつねに乏しくて
　戦ゆゑ並べて苦しき日日なりし土工の業にひきたてられつ
　光なき眼を濡らしつつ佇ちゐたる別れ来し夜の君を思ふも
　親しみし日も短くてうつり来しに君が音信《たより》は欠かすことなく

　私は前に行商をしていた時、井原さんに、三五〇円預けていた。昭和一六年実家に帰った時は、売り上げの一部の五〇円だけを貰って、するめ、昆布等をおみやげに持ち帰った。東北新生園に入っても小遣いがなくなり、松丘保養園（昭和一六年国立となり名称変更）に再入園した親方に、預けてある金を貰おうとしたら、「払うから少し待ってくれ」と当時配給でしか買えないりんごをリックサックに一杯詰めてくれて、何だかんだ言いくるめられて、親方は「何とかするから、こっちゃ来い」と言われて、松丘に来てそのままになった。三〇〇円の売上金は預けたまま、その当時は大金だった。

北部保養院秘話―中條院長と二田貞二―

北部保養院は、閉鎖社会だったから、昭和二二年自治会に選挙制度が出来るまでは、権力を持った人が何でもやれた時代だった。中條資俊院長のあだ名が「神様」といわれたように、患者のために誠心誠意当っていたが、行政的には患者総代（現自治会長）の二田貞二に首根っこ押さえられていた。院長がドイツ留学から帰ってきたら、藤島という書記長補佐の人が、書記長（現事務長）がよくないから、辞めてもらうように請願書を出すからと、皆に名前を書いてもらってはんこを押してもらった。その陳情書を県庁に出すから「こうこう、こういうわけだから」と。でも書記長の名前でなく、中條院長の名前にし、辞めさせてくれという書類にして出した。患者たちは何も知らない。慌てた院長はこのままでは院長を辞めないといけないから、善後策を考えた。当時鶏舎の主任をやっていた二田は人望があるから、何とかこっそり行って、反対の署名を作ってくれと二田に頼んだ。そのとき院長は手の切れるような十円札を四枚渡したって言う。それを物陰から見ていた竹内雄二っていう、鶏舎で働いていた一五、六歳の若い者がいた。それがその顛末を覗いていたわけ。二田は十円札四枚を懐にして、「中條を辞めさせないように」という署名を県庁に出して、中條院長は事なきを得た。事なきを得たのはいいけど、二田はだんだん自治会の実権を握りたくなってきた。当時の自治会長は目の見えない人で、杖をついて歩いていた。その人は皆のことを考えるより、自分のことを考えて役所に行って、鍋を提げて「これに味噌入れてくれ、米入れてくれ」

ということなんだったという。その人の兄が陸軍中将で松本という家柄はいい人だったが、その人を「今の時代に合わないから、辞めさせれって」駒木根さんと、もう一人の秋田から来た立花さんが「この辺で辞めて下さい。二田さんに任せたら」と、辞めさせた。二田は実権を握ったら遣りたい放題やるようになった。二田はここに来たとき目の薄い人と結婚したんだけど、その人の関係で油川のその人の実家に行くようになった。その人の実家の隣が菓子屋で、それに目をつけ、「誰が死んでもその仏前に上げる菓子は、私の手を通さないと外から買ってはならない」と専売特許のように、色んなことを集中的にやるようになってきた。皆の作業賃は、自分が全部受け取ってきて、夜中に起きて計算して渡す。ミシンなんか買うと使わせないで、手縫いをさせる。多くの人から縫い賃を取れるから、洗濯機も使わせないで、二田が死んで戦後になってから、ようやく動き出した。機械化すると人数が減って、自分の懐に入るのが少なくなるから。この二田さんは、昭和一八年園で亡くなった。

私が少年舎から出て、病棟や不自由舎の看護に出されたのは一五歳のときで、一日働いて四銭。炊事の仕事は四銭、外の仕事は三銭、三週間働くと一週間休まないといけない。三週間働いても幾らにもならないのさ。自分等には二〇銭位来ていたらしい。患者には三銭か四銭しか渡さないから、すごい暴利を貪っていた。昭和一一年長島愛生園では、八九〇人の定員の所に、一一六三人も患者を入れ、予算も同じだったから「長島事件」といわれる患者争議が起きた。当時の一人一日平均作業賃が二〇銭から一六銭に下げられたというのが争議の発端だったという。我々は僅か三銭か四銭だった。

昭和一一年一〇月、ここが火災に遇い、全国から「気の毒に」と救援物資が届いた。二田は、それを人前では絶対開けさせないで自分の部屋に積み重ねて、夜中に自分の手下を集めていいものを先に取り、それから皆に配るというやり方だった。二田の暴挙が次第に明るみになり、淡谷悠蔵、医師の鈴木立春、「東奥日報」の記者の三人で「こんなことは許されることではない」と、相談を重ねそれが中央紙にも掲載された。「今時こういうことがあるんだ」と報せた。淡谷さんは火災のときも駆けつけて、人助けをしてくれた。淡谷さんは、最初農民運動の指導者だった。現代短歌の草分けで、事務員の平井さんが患者の原稿を淡谷さんに持っていったら、「こっちゃよこすな、そっちに置け」って、新聞紙の上にのせ火箸でめくって見たと、後で自分でも言っていた。国会議員になってからも随分私たちのために働いてくれた。中條院長は、隔離政策を頑なにとったから、近隣との融和がなかった。戦前昭和一〇年の春、「東北新生園」から来たとき、松丘は雪がまだ沢山有った時だった。そんな中で新城のりんご農家が、りんごを馬車で積んできて、バーッと一〇箱位、雪の上にまいていった。患者にりんごを食べさせたくて、持ってきてくれた。竹内っていう人で、その後も二回くらい来てりんごを置いていった。患者たちは皆喜んで、運動会の宝探しと一緒だった。ああいう人も中には居た。

知子との結婚――カトリックの受洗――

昭和二〇年三月末に、松丘保養園に再入所した。患者作業はあったが、手が悪くなり思うようならず、不自由舎に転室した。昭和二二年四月七日、私は満一六歳の知子と結婚した。親代わりの室長が決めた結婚で、後から聞いた話だが、知子は当時五人の男性から結婚の申し込みがあって、私は五番目で最後だったという。室長がどれも断ってしまって、私になったら断らなかった。知子は生まれも育ちも北海道の釧路だった。母は早く亡くなり、父親は羅臼や、様似町役場で助役をしており、北海道内を転勤していたようです。

結婚の前年、私は手に火傷をして洗濯が出来なくなり、同じ歳の友達Sちゃんが居て、冬の間中洗濯してもらっていた。周囲はSちゃんと一緒にするように話を勧めてきた。でも当時は上肢、下肢の脱力が進み、一緒になっても幸せに出来ないと断った。彼女は一緒になってもいいという気持ちがあったようで、泣かれてしまった。本人が断ったと聞いて、「もう面倒見ないから」と言われた。私は当時、自治会制度の改革、室長の選挙制度等で走り回り、アカ呼ばわりされたりした時期だった。

私と知子の結婚式は、三〇畳の部屋にぐるっと輪になり、五〇人位集まった。雑誌をほぐした紙に菓子をのせ、漬物、煮物も揃い、私は国民服、妻は着物姿でした。二次会では、魚を買い、酒盛りもあり二〇人近く集まった。結婚の費用は、行商のときの親方の伊原さんが出してくれた。妻は、自分のことより他人のことばかり心配する人で、私には過ぎた妻でした。同じ園内に住んでいて、治療場などで毎日のように顔を合わせていながら、妻となる人とはまだ一度も言葉を交わしたことがなかった。結婚してからの話では、以前から好印象を持っていたらしく、それで奨められるままに承諾したということであった。

昔は誰でもそうであったように、知子もひどい神経痛に苦しんでいて、普通の人よりも痩せた身体をしていて、顔立ちも大分侵され、眉毛も落ち右の目も完全に視力を失っていた。そして鼻腔も崩れて可哀そうなくらい病魔の跳梁をうけていた。しかし、後年プロミンのお陰で病勢も安定してから、つぶれた鼻には象牙の鼻柱を入れてもらい、眉には植毛をし、皮膚の黒味もとれ、元どおりの顔が整って見違えるようになり、外出も旅行も普通に出来るようになったのは驚異であった。だが片目の視力だけは、二度の手術にも関わらず再び戻ることはなかった。

知子は小学校に入る前の年に、大変な経験をしている事を、私が知ったのは結婚してから暫く経ってからのことでした。知子の母親は早くからこの病気を発病していて、結節型の場合は容赦もなく顔面に現れるものだから、姑には毎日辛く当られる。夫は遠く羅臼という町の役場へ単身赴任で不在なことから、思い余ってまだ一歳になったばかりの女の赤ん坊を背負い、まだ幼い知子の手を引いて家を出てさ迷い歩いたという。大きな川の川岸に来たとき、「母さんはもう生きていけないから、一緒に死んで」と、流れに身を沈めようとする母の手を振り切って「死ぬのは嫌だよ！」と、一目散に知子は逃げて帰った。母親はそのまま背中の赤ん坊と共に、川から姿を消したという。そういう悲運な知子は小学校四年生のとき、母とおなじ病気の兆候が現れ発病し、学校も退学させられた。育てられていた祖母の手には負えないとのことで、父の新しい赴任地である様似という日高地方の町へ連れて行かれた。父はすでに再婚をしていて、知子は始め子供ながら随分と気を遣ったというが、継母は優しい人で他に子供もなく、知子にはとても親切にしてくれたという。そして編み物や裁縫なども手をとり教えてくれた。幸い知子は両手とも侵されていなかったので、細かい手仕事が他人よりは目だって優れていた。私と結婚した時も、神経痛に苦しみながらも、いち早く有り合わせの毛糸でセーターを編んで着せてくれた。嬉しかった。

契り

つらぬらむ孤りのいのち崩されて夜半はさやかに雪解水《みづ》は澤落つ
病み崩えし吾等が契り祝ぐすべに濁酒はとのへきみら華やぐ
眉ふとく引きつつ生命かたむけて添ひゆくもののけふの粧ほひ
子種断つかなしみを噛み入りゆきにし手術室の顔うすく笑へり
契りつゝ昼はわかれて飯を喰ふ古き制度も従《つ》きあやしまぬ
娶りてもくにの同胞《うらから》の沙汰もなし負擔《おふめ》ふゆるをおそれるるらむ
娴《むす》ばれて幾日ののちに明さるる潰えし片眼に光《かげ》復らぬを

終戦直後の松丘では、カトックリ教会の信者は大橋四郎さん一人だった。大橋さんが毎朝炉端の焚きつけにしていた紙切れが「公教要理」だった。それを読んでいるうちにキリスト教に関心を持ち、神父さんから「公教要理」を学び洗礼をうけた。知子もそれまで寺に行っていたが、洗礼をうけとても熱心なカトリック信者になった。

あたらしき生命に入りし身にそそぐ森の雫は冷たかりけり
家族《うから》にもそむかれ生命了るとき神を見しとぞ君は詠へり
萎えし手に祈りきざめるロザリオの球面触れつつさやに音たつ
癩病みて狂い死にたるその母の遂のなげきを妻は秘めおり
帯広の川とは聞くに汝が母の命とぶらふ日もなくて過ぐ

キリスト教の導きがあり、私はカトリックの信者になりましたが、信仰を持つということは自分の人生にとって大きな精神的な支えになりました。みんなに支えられ、互いに支え合って来ましたから、自分の人生にとって大きな力になっています。今松丘のカトリック教会の信者は一一名で、教会のミサに来られる信者は六人くらい。寝たきりの人も多くなった。押し車を押しながら来られる人と、近所の教会の信者さんが来てくれるので、いつも二〇名くらいになる。皆さんに、助けられています。

作歌への道―歌集『天河』の発刊―

私が文芸に開眼したのは、少年舎「若竹寮」の頃、やはり『甲田の裾』の影響だと思う。大人の患者たちが毎月発行する短歌や川柳を読んで、「これは好いなー」と思っていたが、小学校を卒業して大人の部屋に移されてから、そこの室長が「北柳吟社」の幹事長小山冷月さんだったから、しぜん吟社関係の原稿集めなどをの使い走りをしているうちに、私も川柳を始め冷月さんから「志翠」という雅号を頂いた。毎月二回開かれる句会で始めての投句なのに、いきなり最高点を獲得して気を良くしたのが、そもそもの始まりといえる。後に釜石製鉄所に就職してから、会社の職場新聞『かまいし』が毎月発行されていて、文藝欄が賑わっていた。主に戦意高揚と増産を促す作品で埋められていたが、そこへ私も川柳を作って投稿していた。職場内でも珍しがられた。東北新生園での二年間は、俳句の戸伊摩吟社の仲間に入りもっぱら俳句を作った。鈴木園長や浜田分館長なども、句会に顔を見せとても盛んであった。しかし、どういう訳か短歌結社を作ることは許可しなかった。いずれも戦時色の強い作品を要求される時代のことで、ただ単に文芸に親しみを持った時期といえなくもない。

それが昭和二〇年三月に松丘に帰ってきてみると、川柳の北柳吟社が隆盛をほこり、俳句の欣求の社は依然として低調であった。その中で短歌の白樺短歌会というのが一〇数人で活発に毎月歌会を開いて元気だった。私はすでに川柳を作る意欲が無くなっていて、図書館に通って短歌に関する本ばかり読むようになっていた。ことに北原白秋の歌が好きであった。白樺短歌会の蒔苗芙蓉さんは、小学校の恩師だったので勧められるままに、本格的に勉強し始めたのが、私の短歌の道の第一歩といえる。

『甲田の裾』は、戦時休刊中で発表の場は無かったが雑詠の『白樺集』というのが、内田守人先生の選で続けられており、それを回覧して互いに切磋琢磨していた。内田先生は当園の医務課長として赴任後、短歌の指導を熱心にやっていたが、肺結核を患い、当時は故郷の熊本に帰っていたが、『白樺集』の選者は続けていた。

その翌年一月に、私は食糧難に耐え切れず、故郷に一時帰郷していた。四月頃に手に大きな火傷をしてしまい、その治療を受けに東北新生園に二週間ほど滞在して帰る時、昔お世話になった一人の老婆が、「帰りの汽車の中で読んでいきな」と言って手渡ししてくれたのが、歌誌『多磨』であった。文芸殊に短歌などに縁の無い人が、どうして短歌雑誌などを持っていたのか不思議でならなかった。しかも新刊の二月号である。主宰の北原白秋はすでに没していたが誌面には、戦争が終わったばかりだというのに活気に溢れていた。私はすぐにも入会したかったが、当時はとても貧しく会費を納める余裕など無かったので、入会は翌年の二月になってしまった。しかし園内では、その後徐々に『多磨』の会員となる仲間が増え七名にまでなっていた。
昭和二九年に全国のハンセン病と結核の療養所から集めた作品で『試歩路』という合同歌集が中野菊夫先生の手で、第二書房から刊行された。そのとき作家の伊藤整先生が文芸誌『新潮』（昭和三〇年二月号）に、主に私の作品を採りあげ紹介して下さった。そのことがあってから、長島愛生園で明石海人を世に出した内田守人先生が、頻りに歌集を出すようにと奨めて下さった。実は以前からも度々奨められていたのであったが、中野菊夫先生も奨めて下さるし、妻の熱心な後押しもあり、思い切って昭和三一年に出版したのが、私の第一歌集『天河』です。経済的にもひどい貧乏生活の中で、本を出すなんて園内で初めて個人の出版物を出すということで色々話題にもなったが、私にとっては夢のような出来事で、お世話になったかたがたのお陰で、こうして歌集という一つの形で陽の目を見ることが出来た喜びは、今でも思い出すたび興奮してくるほどだ。

幼くて癩病む謂れ問いつめて母を泣かせし夜の天の河

この歌が伊藤整から注目されたこともあって、高等学校の国語の教科書にも載るようになった。徳永進医師は高校二年のとき国語の授業でこの歌と出会い、ハンセン病と関わることになった先生で、最近も『熊本日日新聞』の「野の花の人々」（二〇〇九年三月二四日）のタイトル記事にも書いていた。知り合いがスクラップを送ってくれた。昭和五七年随筆集『七夕ずいひつ』を発刊。これは、年に一回くらいずつ書いた随筆を集めたもの。昭和六〇年には、『木漏れ陽の森』、昭和六一年『銀鱗の歌』の歌集を出した。この頃から歌謡作詞に専念し、地元の新聞に投稿した「青森旅情」が紙面に載り、ラジオ局から放送された。

「ふるさと」をテーマにした作品は一〇〇曲くらいになった。

映画が結んだ地域との交流

戦後松丘保養園付近では、患者が外を歩くのを見かけると、近所の子供たちが追っかけてきて後ろから石を投げつけてくる。我々にとっては当たり前の話だが、この近所の子供は皆そうだった。それが昭和二四、五年頃から、アメリカの「二〇世紀フォーク社」という映画会社が、日本にフイルムを寄付してくれ、ハンセン病療養所に回覧して見せるようになった。その時に、国内の映画も何本か抱き合わせて、一回に三本もの映画を見せるようになったら、私たちも近所の人も、映画なんかまだ見ていない時代だから、映画を見に来るようになった。子供たちも一緒に来るようになって、次の映画が来るのが楽しみでしょうがなくなった。我々が町に出かけようと思って、その辺を歩いていると「今度、映画いつだー」って、聞きに来るようになった。その子供たちが、今四〇歳、五〇歳になっているから、そういう歴史がだんだん作り上げてくれたと思うけど、その当時から風向きが良くなってきた。

それからプロミンが出て治療効果が出てきて、病気が良くなってきた人は、エネルギーが余って余ってどうしようもなくなって、園の中だけでは我慢できなくなって、外に働きに出るようになった。午前は院内の作業をし、午後半日働いて三五〇円位の日当で、健常者の働く人の三分の一か、四分の一位の日当で働かせて、患者を使えばよく働いてくれるしいいもんだということで、土建業者の人とかは、五人、一〇人まとめて使うようになった。それでだんだん近隣との接触が出てきたんだ。園では最初厳しく取り締まっていた。自治会なんかも会長が先にたって、お昼食べると働きに行く人を途中で捕まえて「行くな」って、説得するようなことといっぱいあった。それがだんだん利かなくなってきた。時の勢いに流されて――。

あゝプロミンの副作用

「プロミンの副作用による神経痛が咽頭、顔面の急激な麻痺を伴ない、全身に及ぶ跳梁をほしいまゝにすること月余に亙りて」

アカシアの花匂ふ今朝を指断ちぬかたみに秘めて病みこもらむか
いさぎよきものの如くに捥《も》ぎもらふ麻酔効きたる指くくらせて
腐りしは切り除きつつ何時しらに吾が現身の頹れゆくさま
萎果てし掌も活きなむか射ちしはや液のぬくみが身内へめぐる
膿汁の傷乾かせてプロミンは奇蹟のごとくきみを哭かしぬ
血統を言ふ世はすぎてさりげなく癩の癒ゆる日は来つつあり
わが父も汝が母そはも現世に遭はせたかりしこの幸福《さきはひ》に

私へのプロミン注射の治療は、昭和二八年頃、第三次か、四次で始まり遅かった。プロミンは結節型の病気にはよく効くけど、神経型には余り効かなかった。医者の方でも、傷口が破れて潰瘍になっている人を優先的にしたから、そういう人は二カ月もやると、破れた傷口が乾いてどんどん良くなったけど、実はみなプロミンのお陰で良くなったというけど、私の場合は逆だった。一生懸命プロミンを毎日五グラムずつやったが、反応が現れて病気の状態がかえって悪くなった。菌のないところにどんどん射ったら、揺さぶられて、昔病気が悪化することをさわぐといった。すっかり病気をさわがせてしまった。目がうすくなる様で麻痺がひどくなり、瞼が垂れてしまい、逆に反応が出て、プロミンの副作用で両手の感覚もなくなった。

昭和三一年には、猛烈な神経痛と身体が腫れ、舌なんか全然感覚がなくなって、のどの奥まで腫れて声が出なくなった。顔は腫れるし眼は痛むし大変だった。舌の感覚（麻痺）が戻るまで何年もかかった。最後の舌の感覚が戻るのに、一〇年位かかった。この後遺症で何回も整形手術をしたが、全部で顔だけで九回か。唇二回入れて、目の瞼は右三回、左は四回やって、唇は一回ですまなくて二回、もう一回やれば良かったが、「そこまでやったんだから、我慢できるだろう」って、先生がさじ投げてしまった。まだこの口元がゆるんでいるし、唇がむくれてしまった。今でもそうだが、食べたものがどんどん流れ落ちて、収拾がつかない。それで下唇の中の余計なものを切りとって縫った。瞼の手術は、最初は多磨全生園まで行った。昭和五五年に成田稔先生にやってもらい、後は若い先生にやって貰ったが、二ヵ月過ぎると元の木阿弥になってしまった。今は、東京から来ている鈴木先生が来てから良くなった。だんだんあげてくれて。瞼がひっくり返って、赤眼になり二目と見られぬような顔になってしまった。人前に出られないような顔になってしまっていた。それを何とかかんとか、自分ではこれ以上良くなることない位完全にやってもらった。

昭和四二年頃、足の関節が外れて歩けなくなり、松葉杖ついてやっと歩ける状態だった。神経がみんな死んでしまうから、手足の麻痺は力がないと退化してしまう。当時は、部屋を這って歩いていた。この手術の時は大変だった。一カ月半位大腿部までギブスをかけられて、横にもなれなかった。手も力がなくなり、松葉杖をついて歩いても、腋の力を使うだけだった。右足は県立病院の坂田先生に、左足は荒川先生に手術してもらった。手術してからスタコラ歩けるようになるまで二、三年かかった。

汗湧くに厚着重ねて籠もりをり昼も東風《やませ》におびやかされつつ
桑の実に唇染めし日はかえるなし粥すする口を拭きもらいつつ
うつそみを隅なく痛みのめぐる夜をさだかに顯ちて母はいますも
骨のみの太さとなりし吾が手ゆゑ湯に浸りつつぬくもり遅く

「らい予防法」改正反対闘争

昭和二八年のらい予防闘争は、私たちにとって大革命が起きるだけの「らい予防法」改悪に反対する、患者の闘いが激しく行われ、患者作業放棄、ハンストにも突入した。当時私は、闘争本部の書記をしていた。改悪反対の抗議文の作成をしたり、電報を打ったりした。それから生活が変わっていった。患者のやっていた給食の仕事は職員に、病棟の看護が看護婦に、最初は患者と看護婦と共同でやっていったが、次第に看護婦の仕事になっていった。闘っていったから勝ちとった成果だった。

悪法は改へよと迫りつづけ来し必死の声も世に嘲けらる
病む者が苦労負はねば立ちゆかぬあゝ国立の癩療養所

生命脆く腐りて死にゆく癩者にて生の声さえ世は容るるなし

故郷の母、同胞のこと

私の母は姉妹四人いたところに五、六歳で父親を亡くし、その後義理の父さんが来た。その人はまじめ一方の人で、財産を無くしたら先祖に申し訳ないと、すごく働く人で、娘たちも二五歳までは嫁に出さなかった。学校にもやらないで、働かせる一方だった。だから母親は無学、自分の名前がやっと書けるくらいだったが、ものすごく働き者だった。私の家は明治の中頃に、倒産してしまい、祖父、曽祖父の二代に亘り身上潰した。明治の始め頃、祖父の父は五〇歳位になったら隠居して、朝から酒飲んでるような人だった。羽織、袴の浪人たちが、家を溜まり場にして七人も八人も集まって朝から酒盛りしたらしい。そんなもんだから、半分財産無くなってしまった。父の祖父も若い頃から芝居をやっていて、余り働き者じゃなかったんだ。そういう関係で二代に亘って部落でも相当の財産があって、土地や山も持っていたんだが、殆ど財産を取られてしまった。祖母がガンを患った時に、医者にかかった薬代が払えなくて持ち山まで売り払った。私が小学校一年か二年頃に、家の裏山の上で祖父がタバコをのみながら、ポツリポツリ言うのを聞いていたら、「あの山からこっちの山までみんな家の山だった」って、煙管の先で指示しながら話していた。山持ちだったけど、私が生まれた頃は全然なくて、すっからかんにとられてしまっていた。

私の父は長男だから、家を守って何とか立て直さなければいけないって、奉公に出て二五歳で戻ってきて百姓を始めた。祖父もやっていたけど、手広く耕作を始めた。とられた土地を借りて、小作して私たちを育ててくれ、父親も母親も相当苦労したんだ。母は、すごい頑張り屋だった。父と私が入院し、母は村の人からは相当冷たくされた。それを跳ね返して頑張ってくれたから、いま家が残っているといえる。そんなに財産ある家でないし、地主さんから土地を借りていたから、五人兄弟育てるのも大変だったんです。その後父が亡くなり土地も取られ、自分の家の畑で食べるのがやっとだった。子供の頃の食べ物は、大きな鍋にじゃがいも、大根とか、菜っ葉とか入れて味噌汁にして、ぐつぐつ煮てメリケン粉をちょっと入れて、かき回して鍋をさかさまにして、それをほぐして食べた。それが夕食だった。兄弟五人だからマゴマゴしていたら、すぐ無くなっちゃう。「あれいやだ、これいやだ」なんて好き嫌い言っていられない時代だった。食べられなかったら、朝まで腹減らして、姉なんかは大人になってから話していたけどさ、「腹が空いて、眠られないこと何回もあった」って、私たちに食われちゃって――。兄は早くに家を出た。私の家は耕作地が狭く、長男が食べられる位の畑しかなかった。

母親には苦労かけっぱなしだったけど、ここ松丘に一回呼び寄せた。結婚もしたし、患者自治会の副会長になり、貯金も千円くらい出来たから全部下ろして、有り金みんな汽車賃にしてもらうように送った。「息子から旅費まで送ってもらって、行かない訳には行かないから」って、昭和二六年五月に母は、面会に来た。松丘に夫婦舎が始めて出来て引っ越したとき、それまでは三〇畳の雑居の大部屋にいたが、四畳半に暖をとる小さい炉がついた一間だけど、一週間ここに泊まっていった。部屋に三人で寝た。その間、弘前の花見に連れて行ったりして、喜んで帰ったんだ。家の方は山の中の暮らしだから、魚とか肉とか食べれる時代でなかったから、ここに来たら毎日、魚食べさせて「殿様のような生活だわ」と、村に帰ってから自慢していたという。その後、私は二、三回故郷を訪ね母には会っていた。

妻と吾が母をかこみて写されゐる丘に雲雀の雲にのるこゑ

冬ごとに賜はり来しを母が荷の今年はいたく小さくなりぬ

母います故の幸かも小さき包とくに干柿ころびいでたり

髪束をいたくやつれし老いし身を病む子のゆえに訪ね来にしか

なが年を遭はねば吾の崩えざまには眼も濡れて言葉とならむ

昭和四四年五月、家の跡を継いでいる下の弟から突然小さい小包送ってきた。お茶とかリンゴとか、葬式の引き出物に使ったもので、母親が亡くなってから、丁度一週間してから報告が来た。葬式出して済ませたの。「すぐ知らせなくて済まなかったけど、無事葬式済ませたから」という報告の手紙が添えてあってびっくりした。母は仲人が好きで、村の人六組の仲人をして、その人たちもみんな集まってくれて、とても盛大な葬式だったっていうことで、弟が報告してくれた。その後、一カ月位してから姉がその様子を知らせに来てくれて、詳しく分かること出来たんだけど。母は孫をおぶって隣の家に集金に行って、そこで脳溢血で倒れ、家に連れてきてから三日か、四日かしてから七二歳で亡くなった。私のすぐ下の弟が東京から呼ばれて、枕元で「恒夫来たよ」って言ったら、「なに吉五郎かい」って、私の名前を二回も三回も呼んだと言う。弟の嫁が「いま、お祖母ちゃん変なこと言ったね。吉五郎って何だい」って言った。私のこと隠しているから、嫁さんが、何か秘密が有るなって気がついたようだったと。以前に村の駐在さんが、戸籍調べに来るでしょう。「お宅に、滝田吉五郎さんという人がいるでしょう。今どちらに居られますか」私の弟が居なくて、嫁さん一人の時で、弟に「今日こういう調査があったけど、こういう人が居たのかい」って、話したら「子供の頃にそういう人が居るっていう話、聞いたことあるけど」とはっきり言わずに口を濁したらしいけど、嫁さんはそれ以上追及しなかったという。

弟の今の嫁さんは、四人目の嫁さんだった。その頃田舎では、「足入れ婚」っていうのが普通で、結婚する前に何ヵ月か来て、この人なら大丈夫だろうと自信がついたら「正式な嫁さん」として、結婚式を挙げるのが普通だった。今は変ったかと思うが、何週間か居るうちに、あそこでは病気で青森（療養所）に行っている人がいるとか、亡くなっている人が居るとか、近所の人はみな知っているから、おしゃべりする人がいて「こういう家ならとても居られない」と、三人入って、三人続けて帰ってしまった。ごく近くからでも、離れた所からでもこういう事情で、みんな破談になった。兄が当時やっていた「甘納豆屋」が倒産して、女房の実家に身を寄せていた時に、近くの娘さんを紹介してくれたのが、今四人目の嫁さんで、私のことは隠していた。

幼きに別れしのちの遭いなれば弟にも妻は夫われを秘む

家の兄貴っていうのは、結婚すると嫁さんの方に行っちゃって、しばらく交流がなかった。嫁さんに気使って、葉書一枚寄こさなくなったから。姉は、思いやりがあってずっと仕送りしてくれた、紡績工場で働いて、姉のおかげで、療養できたようなものだ。以前、磐城市の炭鉱で姉の旦那が働いていて、そこに兄弟みんなが集まった。そのとき兄貴も来たし、それから死ぬ一ヵ月前にここに訪ねて来た。若いときにも来たことある。父が亡くなった時にも、お骨引取りに来てくれた。

病み崩えて音信絶たれし幾年のうらみは云はず眼閉じゐたり
甘納豆製造が的りて会いに来るゆとりも得しか一人の兄は

兄は一時「甘納豆屋」をやっていたから、仕入れの問屋が青森にあって小川さんという所から、北海道の小手亡という豆を買いにきた。それから弘前でこれから「甘納豆屋」を始めようとする人がいて、その「指導をしてやって欲しい」と頼まれ、一週間位弘前にいた。どういう釜がいいのか備え付けて、成功するまでいて指導した。その行き帰りに、私の所に寄って行った。「甘納豆屋」はうまく行っていたんだけど、調子に乗るというか四、五人若い者を泊まらせ使っていた。兄はあまり学問が無いから、すぐ流されてしまって、若いもんがパチンコで儲けてきたのを見て、パチンコがそんなに面白くていいものならとパチンコに通い、それから競輪に通うようになった。選手に入れあげてしまって、あちこち追っかけするようになってしまって、函館までも行ったことあるという。銀行から四〇万円借りてきて、店に使わず競輪に使ってしまった。そのうち東京の大資本に押されて、ワラワラと倒産してしまった。その後トマト栽培を手がけ順調に行っていて、東京市場と契約栽培できるようになっていた。亡くなるその年だけトマトの苗が霜にやられて、苗を購入するのに青森に来た。一升瓶二本も下げて、訪ねてきた。私は当時酒を飲める状態でなく「兄貴とっても飲めないから、一人で飲んでくれ」って言ったら「折角一緒に飲もうと思って来たのに、面白くない」と、ぶつぶつ言いながら一人で飲んでいた。

その一ヵ月後、近所の病院に検査に行って、医者が静脈と動脈を間違えて採血し、すぐに意識不明になりそのまま亡くなった。五〇歳前後だったかな。死ぬ予感があったというか、虫が知らせたというか、お別れに来たんだと思う。

愛しき妻逝く

夫われがい行ける道をためらわず永久のいのちに就きし愛《かな》しさ　（知子受洗）
購《か》ひたての朱の下駄穿くに妻が着る病院支給着の裾のそぐはず
癩園といふ限界をひろびろと生きむ吾らに冬の陽の照り
茹でらるる卵ぼこぼこ踊りつつ秋夜を妻が声もなく編む
わが穿くに追はるる足袋の繕いにこの夜も妻は燭《ひ》を寄せて縫ふ
ボロ足袋をかさねつくろふ妻の手に貧しきものの針は鋭し
ぬくもらね身をあぐみつつこの夜も妻の肌えにひた寄りて寝つ

つねづね女房に言っていた。「男の幸せというは、女房より三日でも早く死ぬことだから頼むよ」って、だが先に亡くなってしまった。腸のガンだった。早く手術すれば死ななくて良かったのに。便秘したり、苦しんでいた。やせてやつれてきて、頬がこけてきて、すぐガンの症状だって分るから「診察、受けれって」。療養所にいて医者が好きでなく、婦長さん何人かに頼んで、説得してくれって言ったんだけど、婦長さんの言うことも聞かない。首筋の血色が何もなくなり、真っ白。私の場合何人も見ているから。何ぼ受診を勧めても診療に行こうとしない。死ぬ三ヶ月前友達が「知ちゃんいつからそんな状態だったの」と聞くと、「二〇年前から」だって。早くから分っていて人の言うこと聞かなくて、意志が固くて。普段は他所の人にはすごく優しくて、素直なんだが、なんか自分の信念みたいなものあって、曲げないんだ。曲げれば自分の沽券に関わるみたいに思ってさ。絶対に人のいうこと聞かないんだ。内心分っていても、病気恐れていたんじゃないのかなって、いう感じもする。身体の調子が悪くなってからも、一番世話になって行った親代わりの元室長さんが、胃がんで入院して、協和病院で亡くなったんだけど、毎日看護のためバスで通う始末、ハイヤーで行けって言っても、自分でも体調が悪いのに、昔世話になった人だからとバスで一ヶ月くらい通った。死の二年前のことだった。

病が篤くなって、居室から病棟に入っていたときには、私は一日に三回も四回も通って、おかず届けたりしていたが、どんどん衰弱していって可哀想だった。毎日聖書を読んであげた。三日間くらい意識不明が続き、平成七年四月二日、六五歳で亡くなった。「あんなに我慢強い人、みたことない」と、今も看護婦さんたちの間で、語り草になっているほど我慢づよい処があった。

妻逝きて早やいちねんはまたたくに過ぎむとしつゝ何を遂げしや

故郷への想い

今、弟は嫁をもらって孫が生まれている。弟は若いとき酪農やっていたんだが、借金して買った牛が続けざまに死んでしまって。母方の親類に郵便局長さんがいて「先の見えないことをやっていても仕様がないから、郵便局に入れ」と言ってくれた。当時炭鉱が閉山になって、全国から三〇〇〇人の炭鉱夫たちを、逓信省で引き受けた。「炭鉱でないけど、その枠で何とか引き受けてやるから、東京で願書を出せ」といわれ、弟は願書を出したら採用になった。東京牛込局で、二年経ったら田舎に帰すからという条件で、母親や妻子を田舎に残してきたから。配達区分は誰かにバトンタッチしないと辞められないということで、中々後継者が見つからず四年もかかり、やっと四年目に帰った。

一人前の仕事するのには、皆より一時間前に出勤し勤めていたら、その働きを局長さんに気に入ってもらい、仙台局まで行って主任に昇格させてもらった。主任になると一カ月間教習所に行って、保険の方を任されていた。定年後も同じようなことやって、その後で先の簡保協会長を勤め、五、六年前に辞めた。父と兄がこのような病気だから人一倍苦労したんだ。それで何とか目鼻つけなればと、頑張ったんだろう。奥さん連れて本省で、二回表彰受けている、立派にやっているから。

私の村も、限界集落になりかけている。去年は住民七〇人いるうち二〇人亡くなった。生まれた赤ちゃんは二人だけという、そういう村。私の同級生も皆亡くなって、私のことを知っている人は、誰もいなくなった。弟は嫁にも子供にも孫にも、私のことは知らせていない。これまた寂しい話だけど。「今の時代に何も隠すことがないだろう」というと、弟は「隠している訳でないけど、知らせていないだけだ」という。でも何とか跡とってやっていてくれる。

弟に電話をすると、息子と親子電話で繋がっていて、「どなたですか」と聞くと「倅の富一です」ということが三回位あった。本当は「青森のおじさんだよ」と言いたいのに。弟が秘密にしているから、そこまで立ち入るわけにはいかない。仕方がないんだけど。今の裁判以来、随分啓発されているけど、家族が旧態依然としているから。季節の旬のものを送ったり、送られたりしているが、「土曜、日曜は電話寄こさないでくれ」とか言うから、今は電話やらない。向こうから来るのを待っている。今痴呆症になっちゃった姉がいて、ここはいつ行ってもいいが、親代わりで世話になっているからいい。姉とは一番付き合ってきた。

幸うすき姉をはげます音信《たより》ゆゑ唇《くち》たるみしは書きそびれたり
おろそかに生きて来しとは思わぬに無慚な吾れを置きて年ゆく
癒されて生き残りたる身に刻む痕《きず》あといくつ数へきれざる

ハンセン病療養所の存在―擬似患者の入所―

昭和三〇年代に入ってからも、私の村で十三、四歳の女の子がこの病気を発病して、家から出さずに亡くなったという悲惨な話を聞いたことがある。生きていれば療養所に入るよう、家族を説得してあげたのにと思う。療養所という存在は、法律の力でもって押し込めて、理不尽な生活をさせたということは確かだけれど、その反面また患者たちを一つの社会を作らせて、生活させたということも否定できない。余り強調すると権力におもねていると、とられるかもしれないが、実際問題として私たちはここで生きているんだから、おそらく発病してから何年も家に居たら、食うや食わずの時代に二、三年は家族もいたわってくれるだろうけど、だんだん邪魔になり重荷になってくる。それに耐えきれなくて、浮浪らいになっていった訳だ。

若し療養所がなかったとしたら、私たち患者は早く姿を消していたに違いない。療養所が出来る以前には、家族から見放された患者たちが、都会に出てきて、神社、仏閣やお寺を棲家にし、それが当たり前の時代だった。四国では、お遍路さんに物を食べさせるのが功徳だといって、お寺の近くの人は皆自分の食べ物を分け与えて、弘法大師さんに差し上げるように喜捨する。それを目当てに集まって、お寺の近くで食べ物を授かって、お遍路さんとしてそこで亡くなった人も沢山いる。お墓を建ててもらっても名前の入らないお墓が沢山あると、瀬戸内寂聴さんも語っていた。

私がもし家に居たとしたら、母がいるうちは何とかかんとか、看てもらえたでしょうが、手足が悪くなると、家のことも手伝えなくなるし、どうしても居たたまれなくなる。昭和三〇年代にどんどん菌がなくなって、軽快退所する人はいたけれど、条件が整って社会復帰できるのにも拘らず、ここの生活に慣れきってしまって、外に出る勇気がなくてここで一生を終った人もうんといる。普通の病院だったら「あんた治ったから退院して下さい」って言われるよ。私も昭和三一年頃、病気の注射（プロミン）の反応もようやく落ち着いて「あんたもう菌が無くなったから、退院していいよ」と、福島先生に言われたけど、そのときは結婚もしているし、子供も出来ないし、こう手足が不自由では、働く職に就けるわけではないし、家に帰ったって母親が年老いて、弟がようやく百姓してやっと家を守っている状態だったから、「退院しないわ」ということになった。手足が麻痺して不自由だと、使わないと退化していくから、リハビリをやる人はやるけれど、病気が治っていないという印象を受ける。

ここの療養所は何年経っても、何十年経ってもこの病気の場合、無条件で再入所できる。そういうところは、我々の療養所しかない。昔の入所者の中には、他の理由で入った人もいる。兄弟がこの病気で、嫁に行ったら子供を死産して、産後の肥立ちが悪くて百姓仕事も何も出来なくなると、嫁いびりが始まる。実家にも帰れない、婚家先では折檻される。ここに居る兄さんのところに相談に来て、そのまま患者さんとして入れてもらった人もいる。梅毒をうつされ鼻が少し欠けた人が来て、らい病ではなかったが、世間の目は変わらないからといって、変則的に入院した疑似患者というのも相当いる。今は歳をとって僅かになったけど、昔はこういう擬似患者が相当いた。カルテは医者の書き方次第だから。療養所は、今はしっかり形づくられているし、医療面もだんだんしっかりしてきている。戦時中は、薬剤師さんも聴診器を持たされ、走り回っていた時代もあったけど。いま松丘保養園の入所者は一三五人になったけど、全く故郷との交流ない人が殆どだ。入ってくる人は、昔家に帰って病気を進行させて来る人はいるけど、新たに入ってくる患者は昭和四〇、五〇年代以降には殆どいないと思う。

園での活動―『甲田の裾』編集長として―

自治会活動を若いときはやっていた。昭和三五年頃文化部長、昭和五一年から自治会執行部の書記を二、三年やり、『甲田の裾』の編集は、七年ほどやったけど、今年腰が痛くなってギブアップした。それから外の人雇って、今の人やってくれている。創刊した頃は、職員がやっていたが、すぐに患者が編集するようになって、七〇何年続いている。

今は、専任の職員がやるなんて考えていなかった。機関紙の発行は松丘の『甲田の裾』が、ハンセン病療養所の中では一番古いんじゃないかな。昭和三〇年代、四〇年代は患者慰安会に財源が無かった。それで自治会が養豚事業やって収益上げて、それで自由に好きなことやれた。そうでもしないと、『甲田の裾』の発行の継続は出来なかった。

高松宮宣仁殿下薨去

高松宮宣仁親王殿下は、ご母堂の貞明皇后のご意志を継がれ、ハンセン病患者に深い理解を示された方です。財団法人藤楓協会総裁を昭和二七年八月から三五年間つとめられた。平成六年一二月一八日、高松宮殿下が薨去されたとき、私は「若葉の風」と題し献歌しました。妃殿下はとても喜んでくださり、集まりの時にはこの曲のテープを、皆さんにも聞かせていたそうです。平成八年「らい予防法」廃止の時に、私にお見舞いの品を送って下さいました。皇室の存在は絶対の存在だったから、誰も振り向いてくれない時代に、皇室が我々に心をかけてくれるのは、有り難いことだった。

若葉の風　　　　作詞　滝田十和男　作曲　小山時男

一、高輪の　みそらの雪は　あたたかく
ものみなつつむ　　傷むひと　　病むひとびとを
こよなくも　　愛しつづけ　慈しみもて
ああ高松の　高松の宮様

二、往くところ　若葉に薫る　風の如《ごと》

若人たちを　はげまして　　はつらつと生きる　幸せを
教えたまいし日の　しのばれて
ああ高松の　高松の宮様

三、現夜《うつしよ》の　波乱にわたる　眼をとじて
み魂はねむる　杜ふかき　豊島ケ岡に
ふる星の　ひかりまたたく　夜は更けゆきて
ああ高松の　高松の宮様

国賠訴訟について

国策として強制隔離、強制労働させて、プロミンができるまで、傷を治してくれる希望というのは何もなかったから。私だって一五や一六（歳）で病棟看護に出されて、一人前の仕事を朝から晩までやらされて、くたくたになって勉強も何も出来ないし、病棟の看護だといっても、作業衣一枚支給されるわけでなく、自分で用意して働かなくちゃいけない。一日働いて、たったの四銭今の四〇円位かな。タバコの「なでしこ」は四銭、「はぎ」が五銭、「ゴールデンバット」が七銭で、そのとき「朝日」は、一三銭か一四銭か。口つきの巻きタバコ「朝日」を、喫める人は、二人だけだった。二田総務と斉藤という津軽から来た人で、その人は実家が資産家だったから、あとはみんな刻みタバコ。中條院長は医者仲間と、社交の場を持っていた。「ここの入所者がタバコを買ってのめない」というと、そこの芸者さんたちが、お客さんの残したタバコを集めて、どっさり慰問に持ってきてくれたけど、タバコのみの人は喜んでのもうとしたら、白粉くさくてとってものめなかったんだと。私の子供の頃の話しを聞いている。

裁判の時、ここ松丘保養園で原告になった人は四人だが、人権に目覚めて参加したわけではない。保証金目当てと思われたくないから、名前隠して裁判終わるまで原告の名前は、分らないで終わった。我々だってまさかあんなに、スピード裁判で終わると思っていなかったから。国相手の裁判は、もし有利にいったとしても、最高裁に行くまで二〇年はかかると思ったから、我々の生きているうちの話じゃないと思った。よその対岸の火事のように考えていた。ワタワタと、決まってしまった。裁判の判決はあくまでも患者をないがしろにして、人権無視の生活をさせたと結論付けられたから、それはそれで否定はしないけど、我々の生存している事実はそういう中でもちゃんと生かしてもらって、守られているということには感謝しなければならないし、そういう気持ちを忘れてはならないと思っている。

生きていてよかった

三年前の平成一八年に、故郷に県庁の車で行った。私の生まれた家の前も、田んぼ道だったけど、農道になり良くなっていた。隣の村から入って山の上から降りて、家の前に一分くらい止まって写真を撮り、親たちの墓参りもしてきた。花や線香の用意が無かったので、お参り丈してきた。部落を見たり、通った学校を見たりして来た。すっかり変わっちゃって、昔の面影はない。でも家は増えない、土地が狭くて、家を建てる所もないいし、人もいないし減るばかり、若い者は皆東京にいっちゃやって、年寄りは、「慣れたところが好いから」って。家の方の部落だけは、年寄りがいるから辛うじて部落が守られている状態。昔は養蚕とか馬産とか葉タバコの耕作で潤っていたけど、今田んぼは半分位作っているけど、あとは草ボーボー。畑は作っても何ぼもお金にならないから、皆耕作放棄しちゃっている。本当に何か寂しい感じだ。私たちがいた頃は、どこでも子供の声がして子供が一杯だった。賑やかで生き生きした感じだったけど、今は寂れる一方だ。家だけは立派になっている。

小学校の友達も生きている人は数えるほどしかいないし、同じ部落から通っていた友達もいなくなったしまった。大正一三年生まれだと、軍隊にとられても終戦近い頃だったから一番下の下級兵だ。戦争になれば最前線に立たされるから、死亡率が一番高い年代といわれている。戦争で亡くなった人もいるし、子供のときから「病気だ、病気だ」と、家の片隅で生きていた人が長生きしているんだから、皮肉なもんだ。昭和三〇年代、園のなかでも労務外出の風潮が出て、動ける人は皆働きに行った。製材所の仕事とか、地ならしの仕事とか、宅地造成工事とかいって、すごく賑やかな時代があった。その時代に労務外出していた人は殆ど生きていないし、生きていても半身不随とかになっている。当時、働きたくても働けないような人が生きている。

私が今つくづく考えるのは、この療養所は半年雪が降って、雪の下になって大変だった、陸続きだったから最初は地域との交流も何もなかったけど、戦後は解放感的自由さはある。世の中、何ぼ良くなったって、島で暮らしている人は、依然として島だからね。今は昔の話しをしたって中々理解してもらえない。今後のことについて、先日「みずほ情報総合研究所」が、不自由者棟の介護内容についての実態調査に来たが、私は「あと一〇年はこのまま（園の生活を）そっとしておいて欲しい」と言った。周辺の人たち（住民）は、私たちの暮らしが、だんだん見えてきて、羨ましいと思っている。一緒に生活するようになったら、色々と摩擦が生じると思うよ。園内の古い建物などもまだまだ使えるのに、取り壊してしまわずに、小動物園にでもしたら良いのにと思う。青森には動物園も無いし。自治会と園との話し合いはあるが、決まったことだけおりてくる。

ここではそれぞれ入所した日を記念日として祝う習慣がある。ちょっとでかけるのにも、身体が不自由だと言って出かけなければならず、今は若干の束縛感はある。

私は今、沢山の人との交流がある。私の方から交流を求めた訳ではないけれど、向こうからお便り呉れるようになった人が沢山いる。時代が理解ある人を引き寄せてくれたんでしょう。今村さんという衆議院議員の人が来たとき、「松丘はドスの里だから、行ってはだめだよと親に言われて育った」と言っていたけど、それが一般的だったんでしょう。以前、松丘保養園で薬剤科長をしていた杉野草兵先生の孫さんで、埼玉にいる小学六年生の、るいちゃんが、小さい時からお母さんと一緒にお盆のときに、ここに来てくれる。「おじさんを、埼玉に連れてきたいな」と言ってくれたといい、嬉しい話です。今年八月の「ねぶた」の時にも来てくれた。杉野先生は東奥日報社から「東奥賞」も受章されましたが、一昨年亡くなりました。

戦前、療養所は何もない時代で、生活が縛り付けられて監視の時代だったから、ここは都会に近いんだけど、昔はあまりにも園の生活が貧しすぎたから、近所に理解を求める前に、農機具を盗みに行ったり、干草盗んだりして、近所の人からは随分恨まれていたようだ。今は生きていて良かったと思っている。

今、園の中で町にいける人は少なくなった。みんな高齢化して、身体も不自由だし、近くに生協、島村、ドラッグストアーなどいい店が沢山ある。スーパーで顔見知りの人と会っても挨拶するようになったし、有難い世の中になった。前は手が悪いとすぐ患者だと見破られるから、手のいい人に頼んで欲しい物があったら、その人に頼んで買ってもらう。気兼ねして、恐る恐る買い物していたが、今はこうだよ。バックもって行くと、品物出したら後ろに何人も並んでいても、私のバックからお金とか、カードとかを取ってもらい、店員さんが袋にみんな詰めてくれる。これがこの近所では普通になってきた。手が悪いのを今隠さなくていいの、有難い時代になった。重くて持てない物は、生協でも配達してくれるし。四輪の電動車椅子で出かけている。本当に生きていて良かった。

私の最後の場所は、青森市の墓地です。三内カトリック教会墓地内に敷地をいただき、昭和五六年に私たちの共同墓碑が完成しました。先輩信者の遺骨も納められ妻の知子もそこに眠っており、やがて私も一緒にそこに入ります。

花活けに吾を忘れて座り居し妻の或る日をふと憶ふなる
世に隠れ棲みつづけたる療園の暮らしに慣れて七十三年
大方は世を去りたれば吹く風に樹の鳴るときの寂しさやなし
ひと呼んで隔離百年さりながら患者のいのち守りきたれり

正夢だろうか―甥夫婦の来訪―

人生も長生きをしていると、全く思いもよらぬことに出っくわすものだが、今回はその最たる驚きと興奮を味わった。今年平成二二年三月に、一〇年ぶりに面会に来た弟は、五人兄弟の一番末っ子だが、私より一〇歳年下で家督を継いでくれているのだが、今までは、自分が育つ頃は、父親がいない貧乏暮らしで、村の子供たちからも、大人からも、大変な差別と苛めに遭ってきた辛い経験から、自分の家族だけには、そんな苦しみをさせたくないと、息子夫婦にも孫たちにも、私の存在をひた隠しにしてきたが、今回私のところに面会に来て家に戻ってから、息子に初めて「青森に小さいときに連れて行かれた兄が居る」と話したら、息子夫婦は、「青森にそういう叔父が居るのなら、それなら！」と、七月の三連休を利用して逢いに来てくれたのである。その三日前の夜に弟からの電話で、「息子夫婦が旅行の途中に寄りたい。と言っているから」と聞いたときの驚きもさることながら、前夜浅虫温泉に一泊してからのお昼近くになって、現実に我が家の庭先に、ピカピカの外車がスーッと滑り込んできたときは、もっと驚いた。何でも今のカーナビは、電話番号を打ち込むと、そこまで車を案内してくれるというのだ。

部屋に入ってテーブルを挟んでの初対面ながら、そこは血の繋がりというのか、挨拶もそこそこに、後遺症まみれの叔父を目の当たりにしても驚いた風もなく、至ってごく自然に話が弾んだ。「叔母さんの墓参りもさせて貰おうと思って、お供えする花も買ってきましたから」と、沢山のお土産物と一緒に花束まで用意して来たのには恐れ入った。

遠方から身内のひとが訪ねてくるなんて、珍しくなった園内では、ちょっとした話題になるほどだが、八五歳にして始めて味わうこの思いは何と表現したら良いのだろう。
数年前に福島県の招待で里帰りしたときなどは、県の公用車で、こっそりと自宅前の五〇メートルほどの坂下で、車内から眺めただけで帰ったときからすれば、こんな展開になろうとは、夢にも思って見なかったことだった。

われの名も知らず育ちしに遙々と甥の夫婦が会いに来たりぬ
ふるさとの世継ぎの甥の夫婦して夏の盛りの旅を来たれり
病む故に隠されてきし叔父われを怪しむとせず会いに来たれり
ふるさとの土産携え会いたくて来にしぞ我れは夢の中なる
病み古りし身をあますなく晒したる我を親しく叔父さんと呼ぶ
生き恥を晒してきたる老いの躯の心の棘抜けし思ひす

〔滝田十和男の著作〕
歌集『天河』　昭和三三年五月五日発行　発行所　全患協本部事務局
『七夕ずいひつ』　昭和五七年七月七日　印刷所　社会福祉法人　青森コロニー印刷
『木洩れ陽の森』　昭和六〇年六月一五日発行　発行ＫＫ至芸出版社　樹木新書第九集
『銀鱗の歌』　昭和六一年一〇月一五日発行
『木洩れ陽のうた』　平成四年三月六日発行　発行所　フジ音楽工房

三　「悪法というが命は救われた」菊池正實（松丘保養園）

（昭和一三年二月、第二区道県立北部保養院入所　入所時一三歳）

〔語り手のプロフィール〕

松丘保養園の記念誌、機関誌等をひも解くと、必ずこの方の名前が出ている。歴史を的確に捉え文学的センスのある文章は、何時もひときわ目を引いた。菊池さんは、保養園の「生き字引」「百貨辞典」と称されており、時間の都合をつけて下さり面会することが出来た。下肢の不自由さがあり、シルバーカーを押し自室から移動し不自由者棟の一室で面談した。「シルバーカー、使って安全・家族は安心、三、四キログラム」と宣伝し、早速笑わせてくれた。

大正一四（一九二五）年三月生まれ、現在八一歳である。昭和一二年八月に入所し、在所年数は六九年になる。『秘境をひらく』『中條俊資伝』『あの遠い日から』の三冊を持参して下さった。いずれの書も彼が生涯をかけて編集の中心となり、まとめた力作である。自分は戦前、善き友に恵まれ、正義心が強かったと語っている。菊池さんは、「私はここで救われた」と「国賠訴訟の時は、弁護士さんが二回も原告にならないかと勧めに来られたが、私は原告にならなかった」。拙句「悪法というが命は救われた」

私はハンセン病問題に関るようになってから、戦前の根本的な治らい薬のなかった時代、療養所への入所により、救われた人がいるのではという思いを持っていた。以前長島愛生園を訪問した際、元自治会役員経験者の方に、この質問をしてみたことがある。「珍しいことをいう人だね。そういう人も居たかもしれない」それ以上話は進まなかった。勿論この法の運用が多くの人にとって、悪法の極みであったろうし、慙愧に耐えない思いで亡くなった人も多かっただろう。だが悪法ではあったが入所により、救われた人もいたのだ。

菊池さんからの聴き取りの中で、大正・昭和初期の東北地方におけるハンセン病観、ハンセン病に対する風習、在宅患者の惨めさがよく理解された。現在のようにテレビ、ラジオも無い情報過疎の時代、療養所の存在すらここでは知らされていなかった。当時彼の部落で新聞を購読している家は無かったという。公文書は末端の役場、警察署まで届いているはずだがそこで働く官吏が理解していなければ、住民は利用できない。

菊池さんは入所後、北部保養院で高等小学校を終え、園内で様々な患者作業をこなした。極貧生活の体験が、今ある生を支えたと言う。また、図書係をしていたときは、よく本を読み、文章の書き方も学んだと言う。早くからワープロを使い、指の不自由さをカバーしている。全てに前向きの生き方に学ぶべきものは多い。入所者自治会副会長、川柳・北柳吟社、囲碁の会、白道会・総合仏教団体等の代表を務めた方でもある。「中條院長は謹厳実直な方だった」と語っている。戦後の昭和二四年、『東奥日報』の短編小説に応募し五回目で入選した。その後も様々な文芸活動に参加され現在も園の機関紙『甲田の裾』に自伝を連載されている。抜群の記憶力、鋭い洞察力、その中にもユーモアを忘れない優しいお人柄である。

　その鋭い鉾は次の一句に伺える。「太平洋戦争で日本が負けて、わが国で人間になったのは天皇と、らい患者だ」。

生い立ちと発病

　私は大正一四年三月、福島県白河市より西の村で西郷村真名子《まなこ》という一〇軒しかないちっぽけな、おまけに電気のないランプの村に生を受けました。現在八一歳です。

　鈴木の家から菊池の家へ婿に行った父は、女房運がなく三番目に迎えたのが私の母で、その三番目の子として生まれたのが私で、すでに先妻の子が四人おり七人兄弟の末っ子ということです。母は嫁いで五年目にらいに侵され、それを真面目に受けて育ったのが私で、今になってみれば皮肉と思うでしょうが、幸運な病を受け継いだと思っております。しかし入園するまでの故郷での生活は、言葉では言い表わせない辛い悲しみの毎日であったことを、忘れたことはありません。母がらいに侵されたことで、それに費やした費用は莫大であり部落随一と言われた資産を全部借金の形としたため、私が小学校に入った昭和六年の秋には、墓場だけを残しただけの丸裸になりました。

　一家は離散し父と二人の生活が始まったわけですが、その間子守に、また九歳のときに寺の小僧にやられました。寺に行って初めてらいに侵されていることを知られ、即時帰されましたが、貧乏ゆえに何の手当ても出来ずにいるうちに不運は容赦なく襲い、寺から帰されて間もなく骨髄炎という骨の腐る病に罹り入院したので、老齢の父は大変でした。

私の発病は七歳の時から分かっていましたが、兄夫婦と暮らして間もなく顔がはれ眉毛が抜けてしまったので、肉親は無論のこと村人そして子供まで、一斉にドスと名指しして嫌うようになったため、学校へは行けませんでした。六年生の三学期は一日も行ったことはありません。でも学校では自分の病気のことを知っているから咎めませんでした。万病に効くというのでドクダミを煎じて飲みました。そのせいか顔のむくみも幾分和らぎましたが、治ったと思う人はありませんでした。

今、当時を思うと悔しい気がします。私の姿を見ると村の女生徒たちは、「ドスが来た」と言って、二、三十メートル先から田圃の中に逃げたものです。それ程までに私は嫌われました。嫌った方たちはまだ生きているでしょう。会って話をしたい気持ちです。だが私は決して恨みに思ったことはありません。病気だけが憎いと思っていました。

昭和一一年一二月に、六五歳を一期として旅立った父の死から幾日も経たないうちに、私は顔が浮腫（むくみ）み眉毛が抜けたことで、母と同じ癩病であると家族は勿論村人にも知られ、以後辛い日々をすごすことになるが、心配してくれたのは一〇キロほど離れた村で暮らす父の末妹である叔母であった。叔母のアイは私を哀れに思い私の母の死後どういう伝で知ったものか、青森に癩の療養所のあることを知り一二年の八月初旬に当時の北部保養院へ入所の手続きをしてくれた。北部保養院からは間もなく中條院長名での返信があり、それによると医師の診断書が必要なので至急送るようにとの内容であった。

早速叔母はその日のうちに私の兄と二人で、三年前骨髄炎で入院したことのある白河本町の青村医院に連れて行き診断を願った。青村鉄太郎医師は、私の体をちらっと診ただけで「とんでもない、之はタカツチエノウビヨウといって癩病なんかではない」と、医学書にもないような病名をはっきりと言って、診断書を書くのを断った。当時地方の医院で癩病と診断する事には、医院の沽券に関わる重大な訳でもあったものか、抵抗があったように思われる。だから妙な名前をつけて誤魔化し、後はよその医院に委ねたいというずるい考えが、何処の医院にもあったのではとも思えた。叔母は青村医師に、「この子の母親が癩病で死んでいるので間違いないですから」と言って中條院長名の書類を見せ、どうしても診断書がほしいので書いて下さるように願った。叔母が出した書類をジーッと見た青村医師は、無言で頷き改めて私の患部に針を刺し、感覚の有無を確かめた。刺した後から血が吹き出ても、以前から麻痺していた両膝は痛くもかゆくもなかった。青村医師は突然看護婦に向かって、場を外すようにと指示してから、叔母に向かって「間違いないなぁ」と言って診断書を書いた。叔母はその診断書を直ぐに中條院長に送った。予防法の規定に基づくものか直接叔母へは何の連絡もなかったが、許可の出たことを村の駐在巡査が来て知らせてくれた。

八月の末頃であったと記憶している。兄夫婦による非情な仕打ちに苛立っていた毎日だったので、この知らせに私は例えようもない程喜んだのを覚えている。この知らせは兄夫婦にとっても嬉しい知らせであったのである。恐ろしい伝染病を持った厄介者が、家から居なくなるということで、いかにも清々したという態度であったからだ。話が済んで帰る時に、駐在巡査は兄に向かって、「客車の手配に多少時間がかかるようだから、それまで待つように」と言って帰った。伝染病患者というので自由な行動は許されなかったのであろう。巡査の言うことに兄は、何を訊ねることもなく、ただ頷いていただけであった。心の中では、多分二、三週間も待てば列車の都合も付くだろう、と思っていたと思う。だがどんな事情か、一二月に入っても何の音沙汰もなく、兄夫婦は巡査の言ったことは気休めで、嘘ではないかと疑うようになった。兄夫婦にとっては我慢がならなかったようである。兄嫁のキクは、連日のように当て擦りを言って、私を詰り（なじり）通した。

「フン、そんなドスの病院なんて何処にあっかい（あるか）聞いたこともない。あったらおめ（おまえ）のおっかや、春おんつァ（おじさん）家の人など、何も家でなんか死ぬこともあんめィない（あるまい）」今でも消えないで耳底に残っている、兄嫁キクの嫌がらせのセリフである。

話は逸れるが、大正の末期頃は、残念ながらわが故郷は、村人ばかりでなく、村役場でさえも「らい予防法」が制定されていたことも、らい療養所が設立されすでに多くの患者が収容されていることも、全く承知していなかったと思っている。承知していたなら、一〇軒しかない小部落に当時同一家族に三名、ほかに一名と四名ほどの患者がいて、何の処置もされず家族からも見放され、隠れ家に住まわせられて孤独な日々を過ごして亡くなったという事実がある。私の父もこのことを知っていたなら、馬鹿な失費をして一家を破滅に追い込むことはなかったと思っています。母もここに入所しておれば、もう少し長生きできたであろうと思います。

いまは変わったかも知らないが、当時は何処の部落でも、人が亡くなれば皆土葬で、火葬にすることは無かった。だから柩も座棺で、寝棺は墓場の場所を大きくとる関係で、出来なかったと思っている。当時我が部落では、癩病で亡くなった遺体だけは絶対に土葬はさせなかった。村に掟があったわけではないだろうが、癩病に関しては、何の知識もなかった時代だけに、恐怖心だけが先行していたからでもあろうか。何も知らないのに知ったか振りをして「ドス（癩病とは言わなかった）で死んだ体の黴菌は、土葬にしても死なないって言うぞィ。墓場からだって伝染しっかも（するかも）しんにィ（知らない）からない」先祖からの言い伝えでもあったものか、まことしやかに囁くことに、村人は誰一人疑うこともなく、本当だと信じていたのである。癩に対する偏見がいかに根強かったか、ということである。我が部落は隣の部落からも、町からも遠く離れた山間の辺鄙な部落だったことに加え、電灯もなく、石油ランプに固執して来た、超保守的な風土に馴染んできた部落なので、年寄りの言うことには、一片の嘘はないと信じる風潮があったと思っている。

事実分校の先生でも、癩に対する知識は皆無なので部落の人々に、「それは間違っているよ」と言った正しい指導など出来る道理もなかった。当然ながらこの不幸な方達が亡くなったときも、村人は土葬にすることを固く拒んだという。家族はどんな思いであったか、想像するだけでも身の毛のよだつのを禁じえない。従って遺族は部落から離れた山間の我が所有地の片隅で、火葬に付し骨にして埋葬したという。無論、人を招いての葬式もしなかったとか。こういう私の母も、父と別れ実家へ戻ってからは母屋で過ごすことも出来ず、日陰の納屋で短い生涯を閉じた。でも前述の方から比べると雲泥の差がある。母は東京の大学病院で治療もしたし、草津温泉にも行けた。この方たちは、何の手当てもないまま葬りさられたという違いである。然し遺体の始末は変わっていない。火葬場が無いから母も露天焼きであった。母の新盆というので、父の書いた地図を頼りに一〇数キロ離れた母の家へ線香を上げに、二歳年上の兄とはじめて訪れたとき伯父の子供たちがこっそりと教えてくれた。「遺体に薪を乗せその上から石油をかけて焼いたのだ」と。私たち兄弟は、火葬とはどんな事か知ることもなかったから、焼かれる事の恐さに震えたのを忘れない。

空しく時は流れるも、悲しみは消える事はない。母の死から四年、父の死から一年、癩菌の侵食は遂に我が肉体に弾けた。

白河郷は出郷の駅―北部保養院への入所―

私が入所したのは、昭和一三年二月五日です。昭和一二年八月入所の許可が出たが、丁度、「日支事変」が始まった頃で配車の都合がつかず、すぐには入所できなかった。当時は恐ろしい伝染病として、肉親は勿論村人からも嫌われていましたから、当然かもしれませんが、白河駅でも正面からは入れませんでした。右側の狭い通路を上がりました。私を乗せる特別の客車が引っ込み線に待たせてあったからだと思いますが、電気もなく真っ暗でした。やがて機関車が来て下りのホームへ付け、待たされた列車に連結され電気が灯ったときは、ほっとしたのを忘れません。

一三歳の少年である私一人だけが、客車一両貸し切りだとはわかりませんでしたから、どうして誰も乗らないのかと思ったものです。間もなく白河署からサーベルを下げた警官が一人乗車して二人になりましたが、犯罪者でない者が警官の護衛なので「お召し列車」と言いましたが、がらんとした客車に乗せられて、雪の青森へ着きました。全国でも少年一人が客車一両貸し切りで入所したのは、私をおいてありません。殆どが複数で入所しているようです。当時は内務省が管轄でしたから、必ず警官が付いたものです。白河駅での別れはとても申す事はできません。余りにも哀れに思えてならないからです。入所するのが後二ヶ月遅かったら死んでいただろう。その位病気が進みひどい状態で入所したのでした。

（この入所時の体験を菊池は『中条資俊伝』中の「君は大風子をやれ」に纏めている）

私が、初めて先生にお目にかかったのは、入院した一三年二月のことである。入院した日は二月五日であるが、先生より専門的な診断を受けるまでは大分間があった。よびだしを受けて先生の前の丸い椅子に座った時、先生はやや暫くの間凝視した。白い覆面にマスク、掌には薄いゴムの手袋をはめ、全身白ずくめの装束で長靴を履き、度の強い太い黒縁の眼鏡をかけ、大人の掌程に開かれた覆面の窓から、射る様に眼鏡越しに見詰める眼光には、恐い程に炯々として、何物をも寄せつけない威厳を放ち、俗人には馴染み難い風貌をていしていた。全身裸にして村林という看護士に、診断の結果について一々人体を整図した診断簿へ記させ、佐々木という頭の光る看護士と、もう一人の看護婦が介添えをした。実に細部に亘っての診断であり、入念でもあった。

故郷を発つ時、地元白河署の署長であろうか、口髭をはやした、いかめしい感じのする警官が、「之から行く所の先生は、之以上に病気を悪くしないという偉い先生だから、よく治る迄辛抱する様に……」と語って呉れたが、その事を思い浮かべ、初対面ながら、少年だった私にも真実である様な気さえした。

長い時間をかけて一通りの診断が終わると、先生は肘掛に泰然と反って座り、暫く黙してから「うーん」と下腹部から絞る様な声を出し、「君は大風子をやれ！」と言って立ち上がり、肩をいからす様にして悠然と去って行ったのである。

昭和一一年一〇月の火災から未だ一年四ヶ月しか経っていない未整備の時であっただけに、建物はバラック、おまけに広い一室に各科が同居し一緒になって治療を施しているといった、極めて悪い状態の中の裸の診察であり、多くの患者は治療を受けて帰った後とはいえ、手空きとなった看護婦が物珍し気に一斉に視線を傾けていたのを、何か恥ずかしい思いで診察を受けたのを覚えている。

それから四〇余年、私はあの時郷里の警官が「之以上は悪くしないから」と語って励まして呉れたことが本当であったという事をしみじみと思い浮かべている。癩菌との苦闘に依って招いた後遺症は避けるべくもなかったが、現実に生命が保たれ、菌陰性という快挙を得て日々をすごすことの出来るのは、以後の治療薬が特効性を有した有しないに拘わらず、現在ではもはや信じられないほどに、過去の薬として追い遣られた、大風子油という古き時代の治癩薬が、私の癩菌に蝕まれた体質を百八十度転換させ、今日を生かしているのだという現実を，何人も否定することは出来まい。この薬を正しく使用していたが為に私は生命をとり止めたとも現在なお考えているし、そう信じている。

今でも耳底に残る、あの「君は大風子をやれ」と言って立ち上がり去って行った先生の声は、有に神の声であり天の声の様にも聞こえてくるのである。体の数ヵ所に、ざくろの様な外傷をつくり、むせる様な悪臭を発散させて、今にもとろけそうに腐れかかった私の五体を、測り知れない深い谷間より救い上げてくれた先生の医術に、今更ながら深い敬意と感謝を捧げるばかりである。

私は、先生が御健在で治療棟に足を運んだ七年間、一患者として先生に直に接触し、先生の慈愛に浴する光栄を得た。その憶い出は汲めども尽きない程である。私は入所して二月から六月までの間、週に二回の大風子油の注射で傷がきれいに治ったのです。

北部保養院での生活

私が入所した昭和一三年頃は、五〇〇名を超える入所者がいた。当時は恐ろしい伝染病ということで、保養院の周囲には家は一軒もなく、沼の向かいは一本の木もない裸の山で八甲田山もよく見えた。国道からの入り口に今も商店の脇にへばりつくように立っている保養院を表す標柱だけが、裸電球に照らされてぽつんと草に覆われて立っていたのが目に残る。

松丘保養園の園歌に歌われているとおり、合併前は新城村でしたので歌詞の一節に、「ここは新城の別天地」という一節がまさにぴったりでした。北部保養院は熊本の菊地恵楓園のように、コンクリで築いた塀はなかったが、有毒地帯、無毒地帯と言って、無毒地帯に入ることは固く禁ぜられており、職員の住む官舎に行くことは殆どありませんでした。無断で敷地外へ出れば、脱柵といって食事が二分の一に減らされるのを皆恐れていたのです。元々ハンセン病の療養所は開所当時から異常であったと思う。他の園はどうか松丘に限っていえば、院長が当初警察署長（＊青森県警部長）で事務職員の大半が、警察上がりの方であったということである。この状態は戦後の昭和二一年まで続いた。今の福祉室長に当たる当時の分館長は、青森県の刑事課長であった。開所時は浮浪患者が対象であったから、警察力をもって閉じ込めようとしたと思われる。

昭和一三年に入所した北部保養院は、昭和一一年一〇月に全焼して一年過ぎたばかりでバラックの建物でしたが、幸いにも前年新築し一月になって開室したという三〇畳敷という大きな部屋に入りました。一二名の雑居部屋です。四月には少年舎が開棟になり、五月には学校が開放になるから、入ったほうがいいと先輩から勧められたので、二年遅れにはなるが私は少年舎に移り、保養院の学校で三年間学びました。病院に学校があるとは思いませんでしたが、西郷村の羽太小学校のような悲しいこともなく、机に座ることができて喜んだのを覚えています。習うといっても資格のある先生ではないから、三年間は全科一冊を渡され自習のような勉強でしたが、昭和一六年三月には院長先生の名前が記された卒業証書を頂きました。

右ハ高等科二年ノ課程ヲ修了セシコトヲ証ス

北部保養院院長　従四位勲四等　中條資俊

食糧難を生き抜いて

入所してからも、様々な試練に遭うが、一番は戦後の食糧難であったと思っている。昭和二〇年から二二年にかけての深刻さは、何のつてもないものには哀れというほかもなかった。「あてがいぶち」と皮肉った、炊事（当時は入園者で運営）から運ばれる、少量のしかも粗末な食事を食べて、その日を過ごさねばならなかったから、ひもじさは何に例えようもなく、人間の心を極限に達するほどにさもしくさせたものである。

私どもはひもじさのあまり、園内に育つ野草は、殆ど摘んで食べた。特によもぎは、生える間もないほどに採りつくした。それも採れる者だけの幸せで、採りに行けない弱者は実に哀れであったと思っている。そのために、園からの給食だけに頼らざるを得なかった者は、耐えることが出来ず多く亡くなったと思っている。

もっとも当時は、園ばかりでなく国全体が食糧難で困ったのだから、馬鹿な戦争のために、みんなが苦しみを強制させられた、というのが正しいかもしれない。この深刻な食糧難の時に、誰からの援助を受けたわけではなかったが、私は無事乗り切ることが出来た。というのも、父が財産を失ってから様々な粗食を口にして暮らしてきた体験が、図らずも未曾有の食糧危機に対して抵抗出来たということであろう。馬鈴薯だけで過ごしたこと、南瓜だけで日を送ったこと、そして大根葉の雑炊など、極貧の毎日であったことが、皮肉にも私には幸運であったといえるのだから、人生とは一体何が良くて何が悪かったのか、年を重ねてみなければ全く分からないものだと、つくづく思ったものである。

園内作業、断種、堕胎、結婚

昭和一六年四月より一般舎に移り、それからが私の療養所での人生が始まるわけですが、当時は左手が多少不自由であっただけで、園内作業で出来るものは殆どやりました。やらなかったのは三つあると変な自慢をするわけですが、自治会長（副会長まで）と学校の先生、他はたとえ縄布一本でも他のものを盗む泥棒だけはやりませんでした。気管切開をしてカニューレを入れている人を三人受け持ち、世話したこともありました。

中條院長は、正式な結婚を認めなかった。ここでの断種は、輸精管の結さつで、昭和一七年に池尻医師が看護士小田切に教え始まったようです。昭和一八年に一、二年で治りそうな若い女性が入所し、親方たち（当時の室長）が放って置かず、ここで無理に結婚させられた。らいの発病は、男性に比べ女性が圧倒的に少なく無理に結婚させられる例が多かった。その女性は間もなく妊娠し、堕胎させられた。母親から「何故結婚したのか」と責められ、その女性は逆上し精神状態がおかしくなり、遂に死亡するという不幸な事件が起きた。この不幸な事件をきっかけとし、自治会側でも結婚したら否応なく、断種することを決めたのです。人間として欲望があるのは当たり前のことです。患者同士で産まれた子供は、ここ松丘では一人しかいません。堕胎した女性は、二人位は普通で四人も五人堕胎した人もいます。私は、昭和二七年に妻と結婚しました。「気立てのいい女性だから」と周囲に薦められ結婚しました。妻は八戸の出身で、一三歳ころから眉が薄くなり、病気の兆候が出ましたが家で隠れるように暮らしていました。しかし、病気が進み昭和二四年二月に入所しました。「あとひと月も自宅にいたら、死んでいたと思います」と。一二月に呼吸困難になり、気管切開をしました。カニューレを入れていましたが、プロミンの効果があり二年くらいで切開した傷をふさいでもらいました。

「らい予防法」改正闘争

昭和二八年、私共の歴史の中で、前例のない壮絶な闘争であり、デモ行進や四人がハンストを行い、命を賭けた闘いといっても過言でない運動でした。人権を無視した法律であったから、「らい予防法」改正を要求し、改悪反対の闘争でした。

また、昭和三五年の看護切り替え闘争も、昭和二八年に匹敵する闘争であったと思います。新発患者が無く皆年をとって行くので、患者が患者の面倒を看れなくなってきたため、職員を入れて世話をしてほしいという、切実な要求だったのですが、国は聞き入れませんでした。保養院開所以来、患者が患者の面倒を見るといった制度でしたので、その作業を全部放棄したのだから園は大変だったと思います。無論園側は黙視できないから、外部より人夫を集め、患者が行っていた全職場に配置して作業をさせました。

この作業放棄という前代未聞の二度に亘っての闘争によって、近郷から大勢の俄か人夫が園内に入り、患者のやっていた仕事をやりました。外の作業は別でしたが不自由者の看護などは、消毒着を着せられて厳重なものでした。私の記憶では、地域の方々がこのときくらい大勢園に入ったことを知りません。尤も嫌った時代でも芝居とか盆踊り、また戦後は週に一度は映画があったので、恐さはそっちのけか良く観に来たものです。映画などは子供を斥候に使って、次の映画は何かなど掲示板に張るビラを確認させたものです。だが患者との直接の触れ合いはありませんでした。しかしこの闘争の時は、直接患者と接触しなければ用を為しませんから、嫌ってなどいられなかったのです。「らい予防法」闘争は五六日間で終わりましたが、この二ヶ月に近い作業放棄によって、私共は初めて地域の方々とも交わりが叶ったということになります。また人夫として初めて来た方々も、直接私共と接触して話し合えたことで、今まで思ってきたことが誤りであったということに気づいたと思います。私の感じですが、予防法闘争は地域住民との触れ合いの序章だったとすれば、看護切り替え闘争は、夜明けの章であったと思っています。この二つの闘争というか患者運動によって、現在の恵まれた生活が確立したもので、この闘いをせず黙っていたら、今頃どうなっていたかということです。

「らい予防法」は悪法か

「らい予防法」は悪法だと、現代社会人に決めつけられましたが、化学療法以前の患者は不治の病であったから、業病、天刑病等といって皆に嫌われ家を追われ、故郷からも追われました。私もその一人です。その果ては神社や仏閣にねぐらを求め、末は野垂れ死にだったのです。もし予防法が出来なかったら何程の人が泣いたか分かりません。私もそうですが、戦前の患者は、「らい予防法」によって救われ生きることが出来たのです。みんな誰も恨むことなく、安んじて死んでいったかということです。予防法がなかったら一〇〇歳まで生きることなど到底不可能だったと思います。

予防法が侵した罪は、コレラかペストのように恐ろしい伝染病と位置づけたことにあります。良い点は遺伝性を否定したことです。しかし頑迷な方たちは、古来から言い伝えられ自らもそう信じてきたから、遺伝という思いを払拭しようとはしません。そのために婚姻関係で苦しんだ家族が、いかに多いかということです。私は医者ではありませんが、ここ四〇数年来一名の新発生患者がないということです。遺伝であれば当然新たに入所する者がいるはずです。いかに誤った情報や言い伝えが、無辜の人間を奈落に突き落していたかです。正しい教育が尤も大事であると思う一人です。

ハンセン菌が発見されたのが一八七三（明治六）年です。予防法を作ったのは明治四〇年ですから、この間三四年の空白があります。国は朝鮮半島やロシアに目を奪われ知らんふりをしたということです。それが日清、日露の戦いに勝ち外国人が来るようになったため、外国人の目をそらす手段として、隔離して撲滅するのを目的に制定されたのが「らい予防法」であったのです。治す薬が無かったから崩れていく身体をみれば、誰でも恐れたのは当然だと思います。故郷を追われ路頭で物乞いをしている癩者を救ったのは、外人宣教師だったことは歴史が証明しております。

らい菌は醜い身体にはするけれど、プロミン以前でも不思議に命を奪うことはしない菌であったと思っています。戦前患者の命を奪ったのは結核で、ガンで亡くなったということを聞いたことがありません。粗末な食事だったから抵抗力もなく、みな若死にでした。戦後の死亡は、ガンと老衰ではないかと思います。らい菌は培養も出来ない弱い菌ではありますが、体内に入ると神経系を侵すので悪玉菌であることに間違いありませんが、もう心配要らないと思います。他にハンセン病が治る病気になったもうひとつの理由は、食生活の改善にあったと思います。プロミンとの相乗効果によって、結核と同様に栄養が大事であったということは、戦後になって分かったといっても良いでしょう。

終わりに——いま思うこと——

ここでの生活は六九年になります。いま振り返って言えることは、自分という存在を大事に生きてきたということです。父が買ってくれた少年倶楽部に、「無くてはならない人間になれ」という格言が、私には座右の銘として生きてきたことに誇りに思っています。まさかと思うかも知れませんが、正直申して私はハンセン病になったことを、大変幸せに思っております。理由はこの病気にならなかったら、今日まで生きることは出来なかったと思っています。私はここで助けてもらったのです。国の保護の下に、衣食住の心配は無く、医療と看護は無論のこと全職員が懸命になって私どもの世話をしています。戦前の苦しかったことは何も私どもばかりでなく、国民全体が戦争のために犠牲を強いられたものであって、私どもだけが特にという論法は当たらないと思っています。

また多くの知識を得たばかりか、福島県内をはじめ、全国各地に素晴らしい友人を持てたこともその一つです。私は感謝の気持ちを忘れたことはありません。そしてもう一つは、私事で恐縮ですが、私には過ぎた女房に恵まれたことです。

松丘保養園は、一時期八〇〇名近い患者で賑わいましたが、高齢のため五〇年代から年平均一三名ぐらい亡くなっており、現在一五二名です。平均年齢も上がり七九歳強と高く、忌わしかったハンセン病も、終焉に向かって駆け足で進んでおり私もその一人です。有終の美を飾るのもそう遠い日とは思いません。その日の来るまでどうか暖かく見守ってください。

〔哀悼〕

菊池さんの奥さんは、二〇〇九年九月一四日逝去された。昭和二年八戸生れ、享年八三歳の生涯だった。何時も正實さんの良きパートナーとして添われていた姿が目に浮かぶ。「気立てのいい女性だから」と結婚を勧められたとおりの、優しい方だった。亡くなる一週間前に病室を訪問できた。肝臓ガンで腹水がたまり苦しそうだった。ベッドから、「小林さん、もう駄目かもしれない」と交わした言葉が最後だった。心からご冥福をお祈りいたします。

四　「文学に生きる支えを求めて―闘いの日々の中から―」

国本　衛（李　衛）（多磨全生園）

（昭和一六年五月、第一区連合府県立全生病院入所　入所時一四歳）

〔語り手のプロフィール〕

平成一六年三月、多磨全生園入所者からの紹介で、国本さんの自宅を訪問させて頂いた。国本さんは、『はじめに差別があった』新日本文学賞受賞作品『生きてふたたび』『生きる日燃える日』を出版された方である。お会いする前に著書を読んでいたため、私自身は知己のようであった。現在C型肝炎を患い治療を続けながら、執筆活動、またハンセン病国賠訴訟原告団事務局長の重責を終えたところであった。その疲れも重なっているのでしょう、国本さんは憔悴しきった様子で、聞き取りをさせて頂くのが気の毒な程だった。それでも北海道から遠路訪ねて来てくれたということで快く応じて下さった。妻の美代子さんは、平成九年九月胃ガンと告知され、「余命三ヶ月」と言われた。妻の病気が執筆継続の力となり、一生懸命書き残そうという動機付けになったと語っていた。

平成一七年再訪問の際は、かなり元気を回復し再会を喜んで下さり、私も一安心した。妻の美代子さんも奇跡的な回復をとげ、お二人の穏やかな生活が訪れている。講演活動の時には必ずご一緒されるという。七〇歳を過ぎて自身の半生を書いた、『生きてふたたび―ハンセン病者の魂の軌跡―』を瀬戸内寂聴さんにほめていただいたことを嬉しそうに語っていた。この書はハンセン病の歴史を語り、多くの課題を我々に突きつけている。逆境の中でも生きる希望を失わず、闘い続けた魂の軌跡である。国本さんは、ハンセン病、在日コリアンという二重の差別に苦しみながらも、「らい予防法」の誤りを国に認めさせるために、まさに己の命を削りながらの闘いの歴史でもあった。今後の課題も多いが、残された彼らの人生が平和で豊かなものであることを願わずにはいられなかった。

私の生い立ち

私は一九二六年、韓国全羅南道で生まれで現在七七歳です。日韓併合により土地を奪われ生家が没落した父は、母と結婚した後単身日本に渡ってきました。私が四歳のとき茨城在住の父を頼り、母と共に日本に来ました。そのとき母は日本語を殆ど知らなかったのですが、父の住所を頼りに人に聞きながらようやく茨城に辿りついたという。

私の名前は二つあります。韓国名は、李衛（イ・ウイ）で、戦時中一九四〇年に、日本政府の命令で朝鮮民族は創始改名され、父がつけた日本名が国本衛なのです。始めはとても違和感がありました。一九四一年、一四歳の時ハンセン病を発症、第一区連合府県立全生病院（現在の国立療養所多磨全生園）に入所した。

私にとって療養所の中で生きる支えはなかった。ハンセン病は全身に結節のできるタイプで、この結節が潰瘍になり、それが傷になり全身包帯だらけでした。のどにも潰瘍ができ声が出なくなり、その先は気管切開しかありません。当時、のどきり三年、すじきり三年と言われ気管切開をすると、寿命が三年ということで、すじきりは断種手術をすると男性機能は病型により三年しか持たないと言われていた。

一九四八（昭和二三）年、私は病状が進み窒息しそうになった。プロミン治療は、希望者が多く当初は抽選で順番が決められていたが、私は外れてしまった。しかし、ちょうど自費購入の道が開かれた時で、父親に手紙を出すと父は飛んできてくれ、医師からプロミン治療は三年から五年必要だが治療効果が高いことを知らされ、息子が治るという希望を持ったようで、当時の金で一年分のプロミン代として二万円置いていってくれた。プロミンの注射を一本五グラム毎日打った。プロミンは良く効き、全身の潰瘍が一か月もするときれいに治り、気管切開せずに済んだのである。しかしプロミン五グラムは強すぎ、らい反応（熱こぶ）が出て、神経痛もひどくなり指も曲がりだしたのです。体力が低下し、結核も発病した。結核の薬パスを飲んだら胃がやられてしまいました。当時プロミン治療で、副作用を受けた人は結構います。まだプロミンが試験的に使われていた時代だったわけです。

朝鮮人に対する差別撤廃運動

戦後、朝鮮も独立したわけだから、在日朝鮮人を対等に扱っていいはずですが、吉田茂は朝鮮に対して属国意識を拭い切れなかった。処遇の面で差をつけ、対等に扱いたくないというこだわりがあった。納税義務は負わされても、福祉はなおざりにされた。国の政策により日本の民衆は、在日朝鮮人に対する蔑視観を植え付けられたのだった。日本企業への就職も困難で、在日朝鮮人は身体ひとつで頑張らなければならない状況にさせられた。一九五九（昭和三四）年四月国民年金法がスタートし、一一月から福祉年金が実施されたが、このときも日本国籍を有するものとし、国籍条項を理由に在日朝鮮人は排除された。在日朝鮮人を狙ったとしか考えられない。米国人への扱いは、日米通商航海条約により、日本人と同様に扱われたのだった。

療養所の中でも年金が支給され始めるとその差が顕著に現れた。収入の差別は日本人の不自由者が二二五〇円（慰安金五〇〇円、不自由者慰安金二五〇円、障害福祉年金一五〇〇円）、健康者一八〇〇円に対して、朝鮮人の場合は七五〇円（慰安金五〇〇円、不自由者慰安金二五〇円）と日本人の三分の一ぐらいに過ぎなかった。この現事実の深刻な問題に遭遇して、ようやく全国組織が結成しようという長島愛生園からの呼びかけがあり、一九六〇（昭和三五）年五月、「在日韓国・朝鮮人ハンセン病患者同盟」が結成された。長く厳しい組織的運動により一九八一（昭和五六）年六月一二日に公布された「出入国管理及び難民認定法」〈一九八二年一月一日施行〉により、ようやく国籍条項は撤廃された。

生きる支え

私はハンセン病に加え結核も発病し、死と向き合うこととなりました。生きる支えが欲しく、精神的な救いを求め宗教を学んだが救われなかった。牧師は「神の思し召しでこの病気になったのです。一緒にお祈りしましょう」ということだった。祈りによって私は充たされることはなく、観念としての宗教は生きる支えにならなかった。結核で入室（病棟への入院）してからは、安静第一で治療に専念した。

だが、死の淵から脱出できても心は満たされず、文学活動の自己表現の道こそ、生きられる道があるのではと思った。人間とは何か、救いとは何か、裏切りも偽りもなく、追求することが限りなくある。らい療養所には生産性など、どこにも見当たらなかった。文学こそ唯一の生産性だと気がつき、私には励みが生まれた。一九五〇年に同人雑誌『灯泥《ひどろ》』を創刊し詩作活動に入った。

（らい療養所に生きた人々をめぐる精神構造については、彼の著『生きて、ふたたび―隔離五五年ハンセン病者半生の軌跡―』において、次のように述べている。

らい園の環境は惨めこの上ないものだった。人間性を奪われ、生きるに値しない人間として扱われた。それに抵抗する精神は生まれなかった。なぜなのか、そこには権力者から言論を封殺され、自由な意思さえも抑圧されたた永い歴史があったからだ。権力者は私たちの人間性を根底から剥奪してしまい、罹病は宿命的なりとして患者は慣らされてしまった。なんびとも思想を持つことを許されない時間と空間に慣らされ、人間性を去勢されてしまった。

そんな時代のらい療養所の精神構造はどうであったか。入園者は大体三つの層に分けられた。一つは宗教活動で、次は文芸活動であり、三つ目は趣味だった。たいていの人は宗教活動に熱心だった。生涯を閉じ込められて、人間としてのあらゆるものを奪われ、明日のない絶望と暗闇の生活の中で、何かに縋りたいという思いは深く、最後に頼れるものは信仰でしかないと考えた。

さらに皇室からの御下賜金などを頂くとその御慈悲を利用して、患者の生活状態から目をそらさせ、楽園建設精神を植えつけられた。園内に出入りする宗教家たちによって、療養所で暮らす幸せを感謝させられた。

二つ目は文芸活動だった。らいの文学は絶望から生まれた。絶望がなかったら文学は生まれなかった。絶望の底から這い上がり、うめくようにほとばしる命を書いた。慰安文芸もあったが、多くの人は創作活動に励み、いのちの糧とした。

病と闘い、己との闘いを表現し、苦悶の中で生きる支えとした。

三つ目の層は趣味、その他である。

文学はあきらめの人生だったが、作品を生産するよろこびを得るものがあった。自分への慰めと励ましでもあった。己を励まし、あきらめの命を詩った。人々は滅び行く肉体を詩い、あふれる郷愁をこらえ、生きることは全て天の配剤と考え生きてきた。けれども自由なる人間を詩うことはなかった。それは「らい」という、殻のなかの人間だったからだ。

戦後の民主化が、らい療養所は、大分遅れて入ってきた。遅れたのはまだ隔離による人間封鎖が解けていなかったからである。それでも、プロミンが導入され、プロミンによって、許されて生きる時代は終わり、生きる希望が持てるようになったからだ。プロミンによりらい患者は初めて戦後を意識するようになった。

絶望の時代は終わった。しかし、人間として生きる権利意識は未熟だった。生涯を去勢されて生きてきた者の命運だった。

北条民雄が、『いのちの初夜』の中で「だれでもらいになった刹那に、その人間は亡びるのです。死ぬのです」と言った。亡びの文学だ。生きる文学を命題にしていない。事実間違いなく亡び、死ぬのだ。だが、亡ぶとはどこから来たのか、それが問われていない。人間の檻の中で、らい者は徘徊していた。そこからの脱出を図っていない。そんなとき、同人誌『灯泥』は誕生した。『灯泥』の誕生は過去との決別だった。文学的決別だった。過去との決別がなければ『灯泥』の存在意義はない。文学的決別だった。―私は『灯泥』の活動で民族意識に目覚めた。それは李漢（イ・ハン）との出会いが重なった。彼とは運命的な出会いとなった。彼は日本の侵略戦争の真っ只中、集団募集で日本に渡ってきたため、強制連行はまぬがれたものの、炭鉱での過酷な労働を強いられたことで発病して全生園へ入園した。彼との語らいの中で民族意識が目覚めていった。

民族意識の目覚めは日本のファシズムからの開放でもあった。日本ファシズムの中で人間改造がなされ、民族の奴隷化が進められ殖民地政策の実態を知り、これまでの己を恥じた。）

一九六〇（昭和三五）年から自治会活動に参加し全生園入園患者自治会執行委員となり、文学活動は中断した。一九六一年自治会機関紙『多磨』の編集を依頼されたが、しかし仕事は長く続かなかった。胃の手術後の後遺症か、自律神経の悪化と心臓病を患うこととなり、ドクター・ストップがかかった。頭を使う仕事は良くないといわれ、衝撃を受け生きる目標を失い編集部を辞めて一〇年間の空白期間が続いた。

一九七三年この空白期間を破る事件がおきた。自治会主導による独身軽症寮地区の居住整備が実施されるという事から始まった。私は、「雑居部屋からの解放」「個室の居住整備」こそ、人間開放の闘いの始まりと位置づけていた。この整備委員を引き受け積極的に発言した。「六坪の個室を認めよう」ということで決着され、これは全生園にとって新たな幕開けとなり、自分の人生の中で喜ぶべき事件なのだった。一九七三年六月一五日友人に手伝ってもらいながら引っ越した。幾多の苦難を乗り越え、忍従の歳月を超えて、ようやく今日を迎えた。助からないと思った命も、良くぞ生きてきたと。

自治会活動

一九七四年自治会から役員に推薦するとの事で説得された。逡巡したが居住問題こそ、らい予防法闘争後の新たな闘いであり、自信はないが決断した。役割は福祉部長だった。中央委員を一〇期一〇年二カ月務めることとなる。今までは自治会を追求する立場であったのが逆の立場になった。この間の自治会活動は、自分の人生にとって大きな意味を持つ期間であった。勉強になったし自分で物事を見極める能力、判断力、批判力が養われ宝のような時間だった。だが自治会活動の過労から四度も倒れた。なぜ患者がこんなに苦労しなければならないのか。それは管理者が何もしないからである。収容所時代の「放置主義」と思う。全生園でもハンセン病患者のために生涯を捧げた人たちがいる。しかし、管理者からは施設の質の向上を図ろうとする者はいない。患者の闘いの歴史も、生きてきた過程も知ろうとしない。理解したとしても、低いレベルの人間としてしか扱わなかった。そこには普遍的な問題意識を持とうとせず、患者は「らい予防法」で生かされているという思いから彼らは脱却できないのだ。だが私は新たに慢性肝炎併発と診断された。

「らい予防法廃止に関する法律」「らい予防法違憲国家賠償請求訴訟」のこと

「らい予防法廃止に関する法律」は一九九六年ついに廃止された。だが廃止する法律としながら廃止する理由はどこにも記述されていなかった。依然として人権無視であり患者の人格を冒涜したものだった。

一九九八年七月、九州で一三名の療友が訴訟を起こした。「らい予防法違憲国家賠償請求訴訟」である。私たちに最後の闘いが始まった。一九九六年、管直人厚生大臣が謝罪したと言われるが、それは謝罪とは言えない。「らい予防法の見直しがおくれた」と言っただけだった。その過ちには一言も言及されなかった。訴訟を起こした一三名への非難が沸き起こった。「俺たちはらい予防法のお陰で今日まで生きてこられたのだ」「これまでの既得権が奪われてしまうぞ」「あいつらそんなに金がほしいのか」と。九〇年に亘る「らい予防法」の呪縛から解放されない姿を見た。

栗生楽生園の谺雄二から電話が入り、「東日本でも裁判起こそうと思うんだがな」「いや、俺は今、ちょっと困る」「在日として二重の差別を受けてきたんじゃないか」在日コリアンに対する言われない偏見と差別の中で、私は耐えられるのか。全生園での孤立は否めない。それは生涯を所内でしか暮らせない夫婦にとって辛いことだった。在日コリアンが表立って何かをすると、露骨な非難と中傷から免れることは出来ない。気弱になりがちな老いの身で、その苦痛を乗り切れるか。妻がガンを病みようやく退院したばかりだった。

一九九九年一月一七日、赤沼弁護士と高見沢昭治弁護士の訪問を受けた。「この裁判の目的は、第一に国に謝罪させることだ」と言った。謝罪という言葉は、私の心に強く響いた。裁判は匿名でもよいという。裁判とは自分自身をどう克服できるか、ということから始まる。私は在日コリアン故に白眼視されることを恐れた。

在日コリアンとして

「韓国人のくせに」いつも浴びせられる言葉だった。学校では日本の属国と教えられ、韓国併合は双方の合意の上で調印したと教えられたが、実態は日本が大軍を持ってソウルを包囲し、恫喝し調印したのである。それから韓国・朝鮮は日本の植民地支配下に置かれ、ファッシズム体制下で財産を奪われ、農地を奪われ、食べていけなくなり流浪の民となった。日中戦争が始まると、強制連行があり、多くの犠牲者、死に追いやられた者も多い。だが私には日本人の友人が多くいる。彼らは私を「朝鮮人のくせに」とは思っていない。それは過去の歴史を正しく認識しているからだ。私は彼らに励まされ、支えられて今日まで生きてきた。民族としてのアイデンティティを見失っていないか。この裁判はファッシズムとの闘いでもあると。ガンと闘っている妻も、裁判に立つことに同意してくれた。一九九九年三月一二日、赤沼弁護士の来訪を受け「らい予防法人権侵害謝罪・国家賠償請求」訴訟に第一次提訴原告の一人として匿名での参加を決めた。

国賠訴訟―東京原告団団長として―

一九九九年九月七日、担当の弁護士より突然、違憲陳述を依頼された。裁判長の交代がありその関係で早くなったという。私はC型肝炎を患っている。それは過去に大風子油注射のまわし打ちを感染源とするもので、やがて迫る肝臓ガンによる死の恐怖に脅えている。このことについて東京地裁一〇三号大法廷で意見陳述をした。大拍手を受けて終わった。私は匿名ではなく国本衛を名乗った。

理解者が増える一方、全生園では裁判反対を主張するものも多かった。朝の定時放送、「自由の声」を通じ非難があったが、自分の主張を録音テープで流した。だが訴状の委任状には印鑑を押す段階になり逃げ出す者もいた。外の園長にも裁判を妨害する者もいた。元全生園長成田稔は、「私は一人でも闘えばよかった」という思いは入所者に伝わらなかった。成田先生は二〇〇〇年五月、裁判の証言に立ったのだ。反対強硬派は脅しをかけ、「裁判に勝ったら、あいつらは全生園から追い出されるからな」「負けたら、そのしっぺ返しはひどいぞ」などと、原告が国を相手に闘っているとき、背後から砲弾を打ち込まれる思いだった。

二〇〇一年二月六日、七日の二日間、弁護団、原告団、支援する会らが結束し、三、四名の班をいくつも編成し、何人もの国会議員室を訪問し、資料を渡し全面解決に向け要請をした。

二〇〇一年五月一一日、熊本地裁で全面勝訴の判決が下され、夢に見た勝訴判決だった。万感の思いだった。私たちの思いは通じたのだ。国を相手にした裁判で勝てるか、という不安が付きまとっていただけに、全身が震えた。原告になってよかった。その後弁護団からの園内放送の呼びかけにより、全生園の原告は二八六名に達した。全生園入所者は四六〇名（二〇〇二年一〇月現在）だから過半数を超えたことになる。

首相会談―控訴断念―

二〇〇一年五月一四日、原告団・弁護団が坂口厚生労働大臣と面談。坂口大臣が謝罪を述べようと口を開く前に、全国原告団協議会の曽我野一美会長は、「謝罪は控訴断念まで受けられない」と言明した。五月一七日には原告の代表は、前例がないという法務大臣との会見に臨み「全面解決要求書」を手渡し、原告から被害に実態を次々と訴えた。その内容は凄まじいものだった。めまぐるしい日が続いた。

五月二三日小泉首相に面談を申し入れていた日だった。午後三時三〇分、原告要請団は弁護団と共に、首相官邸に向かった。大勢の報道陣が待ち構えて対面する形となった。曽我野一美が首相に、「首相に直接控訴断念を訴えたい」と呼びかけた。この日の面会は叶わず、五月二三日ようやく、「四時から一〇分だけようやく時間が取れました」という。「一〇分といっても構わず三〇分やってしまえばいいんだよ」弁護団からの声があった。

二〇〇一年五月二三日、代表団は九名だけと決まり、降りしきる雨の中を官邸に向かった。大勢のカメラマン、原告団、全療協、支援者らが待ち構える中を首相官邸に入った。応接室は地下にあり、報道陣がぎっしりと埋め尽くしていた。首相は姿を見せると、原告団一人ひとりと握手をして席についた。各原告がそれぞれ被害の実態を訴えると、小泉首相の目にきらりと光るものがあった。私は最後の方で発言した。「今、全国民が会談の成り行きを注目しています。小泉首相の支持率は八〇％と言われていますが、その国民の期待に背を向けないで下さい。控訴となれば国民への背信行為となり、国はさらに人権侵害を重ねることになります。私たちは名誉と誇りを回復したい」一〇分の予定が四〇分に延長されて会談は終了した。会談の最後に首相が言った。「皆さんの要請を真剣に受け止めております。私はまだ結論を出しておりません。そういう中で、皆さんの声を聞かせていただき感謝しております」蚊が鳴くような小さな声だった。「これまでのハンセン病に対する国の政策につきましては、心から反省しなければなりません。今日の皆様からのお話を参考にしながら、適切な判断をしたいと思います」

小泉首相はまた一人ひとりと握手した。このとき私は控訴断念七〇％という感触を得たが、不安もあった。すでに、某新聞の夕刊は控訴決定と報道していたからだ。

いったん休憩し、弁護士会館に六時過ぎに行くと情報が入り乱れているらしく、様々な情報が錯綜し大変な騒ぎだった。そのとき安原幸彦弁護士が、「政府は控訴を断念しました！」「うおー！」館内がどよめき、「バンザイ！」大合唱が響いた。だれ彼と無く手を握り合い、抱き合った。あとは涙、涙だった。記者会見で私は述べた。

「控訴断念の報に接しまして、人生の蘇りを覚えました。実に六〇年ぶりの蘇りです。六〇年もの間、私は人間扱いされずにきました。今日、私は総理大臣に、国民に背を向けるようなことはしないでほしいと、訴えました。これまでマスコミの報道によって全国民に知らされましたが、まさかこんなことがこの世の中にあったのかと、信じがたい環境の中に置かれてきました。原告になって、園内の寮友からも大変な誤解を受け、非常に苦しい思いをしてきました。困難な闘いの日々でした。辛い闘いでした。しかしながら弁護団の血を絞るような闘い、支援者の全力を尽くしての支援、国会議員の先生方も何度も政府に要求して下さいました。私は万感の思いで胸が詰まっております。皆様方の応援、支援本当に有難うございます」

人間の蘇りとともに、日本の歴史を変えた一日でもあった。それらは多くの国民の正しい判断と、熱い声援があったからだ。歴史を変えた日に生き残れたのは、私にとってこの上ない幸いでした。全国原告団の事務局長に推されて、最後まで一緒に闘えたことも良かった。しかしこれで偏見・差別が無くなったかというと、決してそうではない。一般社会の人々がもっとこの問題に目を向けて、理解して欲しいと思います。

〔哀悼〕

二〇〇八年三月二一日、国本衛さんは急逝された。五月の「ハンセン病市民学会東京集会」開催直前の逝去であった。二〇〇七年五月、群馬県草津でのハンセン病市民学会の折、東京集会開催地の実行委員長としてのご挨拶をし、舞台から降りたあと私にその感想を聞かれ言葉を交わしたのが最後だった。ご自身のパソコンの中から、三月一七日の日付で東京集会の「開会の辞」が残されていた。この挨拶文は、東京集会で美代子さんが代読された。

その最後には、「私たちに残された人生はあとわずかですが、市民の皆様と同じ空気を吸い、同じ語らいの場所で、民主主義とは何かを語り合える場所があってもいいのではないのでしょうか」と結ばれていた。心からのご冥福をお祈りいたします。

五　「青年学級の制服を着て」Ｍ・Ｉ（松丘保養園）

（昭和一八年五月、国立療養所松丘保養園入所　入所時一五歳）

〔語り手のプロフィール〕

北海道出身のＭさんと初めてお会いしたのは、平成一六（二〇〇四）年五月ボランティア仲間と松丘保養園訪問時で、当時体調を崩し病棟に入室していた。薬の副作用で視力の低下を伴い、やや気力を失いかけていた頃である。その後居室に戻られ、現在は奥さん、介護員さんの暖かい介護を受けながら、一日一日を大切に過ごそうと頑張っておられる。昭和一八年一五歳で入所し人生の大半を保養園で過ごした貴重な体験を語って下さった。

小柄なＭさんは優しく穏やか方で、お話を聞いていてもほっとする人柄である。過酷な時代を乗り越え、ようやく掴んだ今の穏やかな生活、ご自分の生涯を淡々と語って下さった。ご夫妻は現在、不自由者棟にお住まいになっている。日当たりの良い居室は八畳に、二畳程の縁側、台所、トイレがつき、長屋ではあるがそれぞれ独立した生活を営んでいる。部屋にはMさんのベッドと小さなちゃぶ台がおかれている。よく気の付く優しい奥さんと二人暮らしである。Mさんは、故郷の家族との絆が途絶えること無く続いている、療養所の中ではごく稀な恵まれた方である。多分Mさんのご家族、親戚の方々の優しさが共通のものなのであろう。農家の跡取り息子の発病は、両親にとってどんなに大変なことであったろうか。幸いなことは、療養所への収容の際には、通常保健所で行われる大袈裟な家の消毒等をされずに、近所への喧伝も殆どなかったことが幸いしたようである。しかしながら、一五歳の希望に燃えた青年期にさしかかったMさんにとり、発病の衝撃は大変なものであっただろう。治療のために入ったはずの療養所は、やくざの世界のようで、入所の翌日から農作業の重労働にかり出された。戦中戦後の極悪の環境の中で、ようやく生き延びることのできた数少ない世代の方である。

山形県出身の奥さんは、お国言葉が優しく夫をいたわり気遣い二人の生活をとても大切にしている。入浴等の介護は施設職員の手を借り、自分でやれることは極力自助努力している。奥さんは家族との絆は引き裂かれたままという。Mさんとは正式な入籍はしていないが、最後にMさんの故郷のお墓に入ることが決まったと、肩の荷が下りたように嬉しそうに語っておられた。しかし、このことは隣近所の方には内緒といっていた。入所者の殆どが家族との絆を断たれ、お骨になっても故郷に帰ることの出来ない方が殆どである。故郷に納骨される方は、とても恵まれた方なのだ。その喜びを近所の方に話すことの出来ない環境も悲しい現実である。庭の小さな畑にはコスモスがゆれ、秋大根が元気に育っていた。

生い立ち──療養所への入所──

私は昭和二年九月一五日、函館のトラピストの近くで生まれました。函館駅から昔でいうと四里位ありましたから、一六キロの距離ですね。今年七九歳になりました。家業は農家で田圃をしたり、炭を焼いたりしていました。家族は両親と兄弟五人で、姉・弟と妹が二人おりました。両親と姉はすでに亡くなり、今は弟が家を継いでおります。

私は、国民学校の高等科を終えた昭和一八年四月、戦争たけなわの頃に青年学校に入りました。昼間は家業の手伝いをし、夜青年学校に通いました。学校では、軍事教練のようなこともやらされ木銃を持ち、肘を張った格好で匍匐移動するような訓練もしました。

ちょうどその頃、身体中にあせもの様なものができ、学校長から詳しく診てもらうように勧められ、部落の衛生係の人もこの病気（ハンセン病）を疑い、恐ろしい病気といわれました。診断は、函館病院（現市立函館病院）に行きらい病だということがわかりました。医者からは、帰りはバスや電車などの乗り物に乗ったら駄目だと言われましたが、私の家までは遠いので、バスに乗って帰りました。両親にとっては、大変なショックだったと思います。「このまま家に置かれない。早く治療をしなさい」という保健所のすすめで、療養所に行くことになりました。

昭和一八年五月五日、一五歳の春、ここ松丘保養園に入所しました。入所の時は、普段は農家をしていましたから着るものといえば、野良着くらいしかありません。私は、青年学校の制服を着て行きました。集合場所の駐在所までは、徒歩で八キロらいの距離を両親が一緒に付いてきてくれました。函館から青函連絡船に乗ると船底の隔離室のようなところに入れられ、連絡船から降りると歩いた後から消毒薬がかけられました。

青森駅には、松丘保養園のバスが迎えに来ていました。その時一緒に入所した人は四人で、大人が二人、そして私のような子供が一人おりました。そのうちの一人は間もなく逃走し、北海道に帰ったようです。その後の消息はわかりません。子供だった人は重症者の看護をさせられておりましたが、一〇年位してから病気で亡くなりました。一緒に入り、今生き残っているのは私一人になりました。ここに入所してから六三年になります。

松丘保養園での生活

私は入所と同時に、家が農家だったこともあり、農園を担当している人たちのいる「農園室」というところに入れられました。入所の翌日から農作業に出るように言われました。ここは、果たして療養所なのだろうかとかと思いました。室長は親方と呼ばれ、奥さんが横座に座っており、やくざの世界のようでした。当時この園では、野菜は全て自給自足をしていましたので、最大で八〇〇名の入所者が食べる野菜を八部屋の人たちが担当していました。三〇畳の大部屋に一〇人から一二人が入れられ、八〇人くらいで作業をしておりました。農作業は朝八時から一一時半まで、午後は〇時半から四時頃まで働かされました。一五歳の私には、とても辛い仕事でした。また、ここ青森の冬は大雪が降るのでその除雪が大変でした。今のような除雪機もありませんし、道路も舗装されていませんでしたから、米俵を広げ「踏み俵」と称し、雪を踏み固めておりました。手っかえし（綿入り手袋）のようなものもなく、手の冷えがひどく大変な作業でした。

治療といえば農作業の合間に、大風子油の注射を週に三回くらいしていました。また当時園長の中條先生が研究して作っていたＴＲという檜の樹脂からとった血管注射を毎日していました。らい病は当時国辱といわれていた時代だったんです。らい患者を野放しにしておくのは危険だということでした。入所しても満足な治療もなく、私も度々三九度から四〇度の高熱に悩まされました。

感染源と思われること

私の家族、親戚中を探してもこの病気は私一人だけなんです。思い当たることといえば、私は赤ん坊の頃に二、三ヶ月くらい子守さんにみてもらっていたそうですが、一キロ位離れた近所の女の人がこの病気なり、その人の所に赤ん坊の時、時々遊びに行ったことがあるそうです。私が松丘保養園に入ったとき、この方が入所しておりました。乳幼児期にはこの病気を感染しやすいといわれ、原因といえばその位しか考えられません。その人はその後、一年位してからここ松丘で亡くなりました。その人の家族にも、この病気の人は誰もいなかったそうです。

私の入所後は、保健所による家の消毒はされなかったそうです。私の病状も軽かったし、近所迷惑にならないように配慮してくれたようです。私が使っていた食器類は、「埋めて下さい」と言われたので家族はそのようにしたようです。近所には親戚も沢山いますが、私の入所のことで家族への嫌がらせは無かったと思います。病気のことは皆わかっているようですし、弟の嫁も私のことをうすうす知っていて、一緒になってくれたようです。

戦争が終わって

昭和二〇年八月一五日の玉音放送は、丁度私たちの部屋にラジオがありましたのでみんなで聞きました。「ああ、これで戦争が終わったんだ」と思いました。でも私らは、ひょっとすると殺されるかもしれないと思いました。でも戦後アメリカからは、キリスト教の国ですからララ物資を頂きました。その中には、援助物資の古着、食料品やチョコレートも入っていました。古着は大きくて派手なダブダブの服だったりしましたが、洋裁のできる人もいて縫い直してもらい着ていました。派手な服を着て、足袋を履いたりしていて、とてもおかしな格好でした。入所したときに貸与されたごばん模様の、寝間着のような襦袢のようなものも縫い直してもらいました。

当時はものを買うのには、配給で切符が必要でした。園では、味噌汁に入れる味噌もなくなり、塩汁になり野菜と一緒に砂まで入っていました。その頃は、給食も入所者が作っていました。漬物もコンクリートの大きな容器で作り、味噌も自給するようになりました。豚、牛、鶏も飼っていましたので、結核の人には時々、卵や牛乳を与えたりしていました。でも、食料事情は悪く、腹がすいて、腹がすいて布団をかぶり何回も泣きました。家にいたときは、ご馳走はなくても、食べるものに困ることはありませんでしたから。

六、七年農園の担当をしてからは、重症者の看護、配食、掃除など園の仕事は何でもやりました。プロミンが出る前はびっくりするような重症者が沢山いました。当時、重症者の看護は患者がしておりました。化膿したところにハエがつきウジがわいたりしました。それで夏は、昼間から蚊帳をつり寝かせておりました。ここで死んだ人は園の火葬場で患者が火葬をしていました。昭和三九年からようやく青森市の火葬場を使えるようになりました。昔はお湯を沸かすのも、七輪で炭をおこしていましたが、薪ストーブになり、ガスになり、今は電気になり、とても便利な時代になりました。

病状・結婚・信仰・家族のこと

昭和二五年頃からここでもプロミンを使い始めました。私はここに入った頃は、症状はあまり無かったのですが、一〇年程してから神経痛がひどくなり、「痛い、痛い」と声を上げなければならない程の痛みに苦しみました。麻薬は身体を痛めるので使いませんでした。病気の型は結節らいと言われていましたが、神経らいも重なったようでした。二〇年ほど前からは足関節が不自由になり、足が垂れたような状態になり、今は両方の足に補装具をつけて歩いています。左手の指が曲がっていたのは、荒川先生に手術をしてもらい、今こうして食事をすることもできます。

三年前にこの病気が騒ぎ（再発）、右胸に発赤が出ました。そこから菌が出ました。薬を度々換え身体中に湿疹がでました。B六六三（治ライ薬）という薬を一年から一年半くらい飲みました。この薬は飲み続けると色が黒人のように真っ黒になるのが特徴で、後で改善されるのですが、担当の先生が可哀想だからといいその薬を中断しました。この薬の中断が裏目に出て、視力が低下し今は明暗がわかる程度になってしまいました。妻とは昭和五〇年に、私が四八歳の時に結婚しました、妻は先夫が亡くなっており再婚でした。結婚といっても、当時は夫婦舎には何組もの夫婦が一緒に入れられ、獣のような結婚生活でした。ここで、子供を産んだ人もおりましたが、親子とも不幸でした。

私は今日本聖公会の信者です。信仰に入った動機は、ケヤク（津軽では無二の親友のこと）が信者だったので、俺も入ろうかと自分の意志で入りました。今は青森市のアンドレ教会の方が毎週水曜日にきてくれます。松丘保養園の信者は一五人位です。ここに入所してからは、両親が元気なときは、函館から時々面会にきてくれました。姉も野良着姿で青函連絡船に乗ってから着替えたりして来てくれました。餅をついて持ってきてくれたり、伸し餅を折り畳んで送ってくれたりしました。戦時中食糧品の運搬も統制があった時代で、連絡船の中でもバスの中でも荷物が調べられました。米などが見つかると没収されました。米も袋に入れて腹に巻いて運んだ人も居ました。私は、時々、家から送られてきた堅くなった餅を、縁の方から欠いて食べたりしました。これも腹の足しになりなりました。かきこぼれたのを集めて、それを煮て食べる者もおりました。何せひどい食糧不足の時代でした。

青函トンネルが開通してから妹の誘いがあり、平成二年に故郷に行ってきました。家は分家だったので、家のために何かをしてあげたいと思っていたので、弟や妻とも相談し、お金は私たちが出し函館に墓を建てました。私が死んだらこの墓に入れてくれるように、弟に頼んであります。家は曹洞宗です。妻も自分の面倒をみてくれる人だし、一緒にその墓に入れてもらうように弟夫婦にお願いしてあります。これで一安心です。

補償金は自分の病気のことで家族に迷惑をかけただろうし、家族や親戚にもあげました。今は毎年、正月の三日には弟と妹がここに遊びに来てくれます。

自分の人生について

今ここでの生活は、安心です。ただ失明に近い視力低下があり不自由な毎日ですが、妻が身の回りの世話をしてくれています。あとは、介護職員の方がお世話してくれています。

視力については、角膜移植をした人も見ていますが、二、三カ月で次第に悪くなる人もおり、新しい治療法が開発されたとの新聞報道も有り一縷の望みをかけています。今度はボランティアの人と一緒に旅行したいと思っています。是非また来てください。妻とは一日一日を大切に生きようと話しています。

〔哀悼〕

平成二二年五月五日、Mさんの奥さんは、享年八一歳で亡くなった。Mさんによると、「妻は大腸がんが、肝臓に転移し治療していた。最後は呼吸困難になり本当に可哀想だった。私も見舞いに行っていたときだった。「一カ月は実家に知らせないで欲しい」との遺言だったが五月二八日、実家の弟さんから電話が来た。妻は若い頃はとても元気な人だった。昭和二八年に入所したが、その一〇年程前に妻の姉がここに入所していたという。「妻の病気は軽症でプロミンの治療をしたが殆ど菌は無く、園では縫い物の補修などをやっていた。妻の葬儀は、函館から弟夫婦と妹が来てくれ、五月八日禅宗で告別式をした。お骨は函館に連れ帰って、ふた七日安置し実家の墓地に埋葬した」とほっとしたように語ってくれた。本人の視力も、「弘前大学の中沢先生の手術でかなり改善し、拡大鏡を使うと新聞も読めるようになった。薬の副作用ばかりでもなかったようだと思う」と語っていた。

私は松丘保養園訪問の度に、優しい奥さんとお会いし会話するのがとても楽しみだった。一緒に旅をする夢は叶えられずに終わりましたが、安らかなご冥福を祈るばかりです。

六 「手錠をかけられての強制収容」金子保志（金奉玉）（多磨全生園）

（昭和一九年九月、国立療養所栗生楽泉園入園　入園時一七歳）

〈語り手のプロフィール〉

金子さんとの出会いは、平成一六（二〇〇四）年三月二六日、卒業研究のため多磨全生園を訪問した際、道民会員の紹介で自宅にお伺いしたのが始めてであった。在日朝鮮人として、ハンセン病患者として、さらに療養所内での差別もあった。ハンセン病になり受けた最大の屈辱は、一七歳で突然手錠をかけられての強制収容体験を熱く語ってくれた。収容列車に乗せられ行き先も告げられず、群馬県草津の栗生楽泉園まで三四時間飲まず食わずの旅だったという。しかし入所した時、同病の重症者を見てもなぜかほっとしたと語り、強制収容に脅えながらの生活から開放された安堵の心境を語った。

　栗生楽泉園では戦時中、戦後も演劇活動が盛んに行われ、演劇部で主演を演じた役者時代を懐かしんでいたのが印象的でした。生きる支えになったものとして仲間との活動と述べ、自治会活動に加え、国籍条項による国民年金法施行後、朝鮮・韓国人との一〇余年にわたって闘われた差別撤廃の処遇改善運動だったのでしょう。入所者の処遇改善に尽力された金子さんの貴重な人生の記録だった。訪問の際、『いま、共なる歩み』をプレゼントされた。

生い立ち

　私は一九二六（大正一五）年一一月一三日、大阪市港区生まれで現在七七歳です。本名は金奉玉《キムホンオク》です。戦時中朝鮮人は、創氏改名が強制され、本名を捨て金子を名乗ったのです。私の父は、韓国・全羅南道の出身で、家は農家だったようです。父は日本へ仕事を探しに一九二三年頃単身で来日し大阪に住み、二年ほどして生活がある程度安定してから家族を呼び寄せ、そして私が生まれたのです。大阪市港区は、大阪の中でも朝鮮人や沖縄県出身の人が多く住んでいた地域でした。父はとても筆達者の人で、大阪府の大正区役所に一〇年位働いておりましたが、四七歳で結核のため亡くなりました。とても面倒見の良い父で、若い人を結婚させたりしていました。

　私は小学校に入学して、朝鮮人差別を体験し子供仲間のいじめだけでなく、先生による民族差別もありました。父親に「朝鮮人は絶対手に職を持たなければいけない、機械科へ入れ」と言われて、小学校を終えると都島工業学校に入学しました。

ハンセン病の発病

私がハンセン病を疑われたのは五~六歳の頃、賃搗きの人がきて餅を搗いてもらったとき、蒸籠《せいろ》の湯気で左ひじと足に火傷をしたのに、まったく痛みを感じなかったことです。そのときすでに知覚麻痺があったのでしょう。その後眉が抜けるなどの初期症状があり、検査してもらいましたがはっきりしませんでした。きょうだい一〇人男女とも五人ずつでした。きょうだいで私だけがこの病気です。

工業学校に入学した頃から、朝顔を洗うと眉毛が何本か抜け落ち、二、三カ月すると眉が薄くなったのが分るようになったのです。洗顔や行軍訓練の時に鼻血が出て止まらないことがあり、うすうすハンセン病でないかと思ったのです。長島愛生園の女医小川正子の『小島の春』を読んだり、映画を観ると、症状がとても似ていました。学校も身体検査がいやで、二年ほど通い止めてしまいました。当時ハンセン病療養所は「行けば注射を打たれて殺される」などという風評が、巷に聞こえていた時代です。

一六歳の時、広島県呉の海軍工廠に徴用されましたが、医者はこの病気を分らなかったようです。徴用に行き、顔が腫れてきて、周囲の人や同室の人に癩病でないかと言われ、舎監にその日から布団部屋に入れられ、「徴用解除」になり家に帰されました。

強制収容の日

昭和一九年九月一二日、この日のことは今も鮮明な記憶として蘇り、私にとって忘れられない日です。雨の降る日でした。当時一七歳だった私は、病気が少し表面に出てきており、ハンセン病特有の、鼻血や鼻が詰まる症状に苦しんでいた頃でした。半年ほど前に徴用で無理やり引っ張って行かれ、自覚症状のあった私の不安が的中し、徴用解除となり出身地の大阪に返されたのでしたが、その後は絶えず強制収容があるのではないかと脅えながら過ごしていました。結局詳しいことは判らぬままで、半年の間は母が買ってきた漢方薬の服用で治療していました。

九月一二日、妹、弟たちが学校に出かけて行った後、母と私だけでしたが、その母もお膳に朝食の仕度をし、近所に用をたしに出かけ、家には私一人でした。午前九時三〇分頃、そろそろ起きようと思っていた時、玄関で声がしました。「金子君いるか」聞きなれない声に私は誰だろうと不審に思いながら、玄関との障子を開けてドキリとしました。そこには制服にサーベルといった姿の警察官が立っていた。「アー、金子君か」「そうです」と答えると、「お前に一寸聞きたいことがあるので、本署まで一緒について来い」私はとうとう来るものがきたと思ったが、一瞬頭をかすめたのは母は今どこに行っているのだろうかということでした。私はいよいよ療養所に連れて行かれると思ったが、当時良く言われていた「療養所に行くと注射を打たれ殺される」かもしれないということが頭をよぎり、なんともいえない複雑な気持ちになった。警察官の後ろについて少し離れた警察署に向かった。

これは後になって判った話しですが、私が警察官に連れて行くところを近所の誰かが見ており、丁度帰ってきた私の母にこの事を告げたものだから大変だったそうです。雨の中を裸足で髪を振り乱し「私の息子を助けてください」この言葉を繰り返しながら半狂乱のようになり、助けを求め走り回っていたということでした。

一〇時頃警察署に着いた私は、そのまま留置場に入れられた。生まれて初めてみた留置場の両側の部屋には、何をしたのか判らない罪人らしい人が大勢いて私を見ていたようであった。時計を見ると家を出て四時間が過ぎていた。

ようやく彼の警官が来て、「お前は何か難しい病気だそうだからこれから大阪駅に行って診察を受けよう」と始めて病気のことを口にした。私は大阪駅なんかで診察なんて、これで療養所行きは確定的になった、気を取り直した私は言った。「もう療養所でもどこでも行きます。だから一度だけ母に会わして下さい。」と、ひたすら懇願した。例の警官はしばらく考えていたが、「よし、それじゃ呼んでやるから少し待っていろ」と言い残し留置場を出て行った。あきらめ切ったせいか、思えば朝起きたきり小便もしていなかった。もよおした私はそこで別のおまわりに言うと、「ぜいたく言うな、小便くらい我慢しろ」と怒鳴り返した。私の気持ちはまたいっそう暗く沈んだ。小便をするのが贅沢なんだろうかとも思った。朝食も昼も食べずに立ったままの姿勢で長時間いたのでさすがに参った。

三〇分ほどたった頃、制服を脱ぎカーキー色の国民服にゲートルを巻いた戦時下の独特の姿で例の警官はいた。「さあ行こう」と言い、「手を出せ」ともいった。なんだろうと思い手を差し出すと、その手首に手錠をかけようとした。反射的に思わず私は手を引っ込めた。私の顔色を読んだのか、私の手を引っ張りその手首に包帯を巻き、その上から手錠をかけた。そして、「痛いといかんから包帯を巻いてやる」と言い、再び手錠をかけた彼は入口にいるおまわりに敬礼をし、ドアを開けてもらい外に出た。今にして思えば私の体にじかに手錠が触れることに哀れんでか、それとも伝染を恐れてか理解に苦しむのは私の僻みだったのだろうか。表に出たら兄が一人立っていた。「今お母さんは用があるので来れなかったよ」と言いながら私の腕にかかっている手錠を見、顔を歪め目をそらした。

着の身着のままで連れてこられた私に兄は、着替えや弁当等を詰めたトランク一つ渡してくれたが、そのときの兄の手が震えていたのを今でも私は覚えている。涙をこらえている兄の視線を背に感じながら、市電の停留所まで歩く私はまるで罪人が引かれるようであり、道行く人に手錠が見られているのではないかと恥ずかしいという気持ちで一杯だった。何ひとつ悪い事をしていない私がなぜこんな仕打ちを受けなければならないか、恨めしいというより凡てを呪いたい気持であった。

「手錠を外して下さい」とひたすら彼の警官に頼むことに精一杯だったが、ようやくしつこく頼む私に根負けしたのか、途中の交番に立ち寄り手錠は外してくれたが、そのときの惨めな気持ちはおそらく他人には想像も出来ぬものであろうと私は思う。

大阪駅についた頃には早秋の日はもう暮れかかっていた。そこには今は故人になられた大阪府庁衛生課の大浜さんが六名の患者とともにいた。大浜さんは私の顔を見て微笑したが、私はそれに応える気すらなくうつむいた。この日、警察の衛生課による強制収容は私だけであったということを聞いて、私は何と運が悪かったのかとも思った。またこの若い警察官は、衛生担当官となって初めて患者を収容するので逃亡でもされれば自分の責任になる。ただそれだけの責任感でこのような処置をとったのだった。収容のための特別列車を仕立てるに当たり、ある程度の患者を集め仕立てる関係で、私は半年の間待たされこの収容になったのであった。

朝九時過ぎに駅を出て、約一二時間を経過した午後九時三〇分頃ようやく特別列車に乗せられた。列車は鈍い音を残しながら京都方面に向かって走っている。当然長島に行くべきと思っていたが、まるで岡山と関係のない方向に進む列車にまたまた不安が大きく体を駆け巡り、私の目に初めて涙が流れた。真夜中の一時（九月一三日午前一時）頃だったが列車が止まったのでふと車窓より見ると、名古屋駅という駅名が確認された、傍にいた一人の患者に聞いた。「私たちはどこへ連れて行かれるのですか」すると、「群馬の草津ですよ」私はこの一言で頭をガ゛ーンと殴られたような気がした。草津は聞いていたがまさかそんな遠いところへとは、夢にも思わなかったからである。列車が名古屋駅に着いてまもなくゴトゴト音がしゆれていたかと思うと、暫くして止ったので外を見ると駅ははるか後方にありホームの灯がかすかに見えていた。これは深夜で中央線との接続が悪く、朝一番の長野行きに乗り継ぐため目障りなこの列車を切り離し、ここに持ってきたということであった。

闇の中にぽつんと置かれた列車の中は暗く、他の人たちは弁当を食べたり大浜さんが駅で買い与えたお茶を飲んだりし比較的余裕のある行動をとっていたが、私には彼の警察官はお茶どころか水一杯くれなかった。然しこの場合、たとえこれらをくれたとしても喉には通らなかっただろうが、大浜さんとこの警察官とはこうも違うものかと実に情けないものであった。電灯の消えた列車の中にじっと沈黙している私たちの耳に、時折しじまを縫い汽笛の余韻を残し走り去る、貨物列車の響きを聞いたのもまことに侘びしいものであった。朝になり長野行きの列車に連結された私たちの列車は、市中を抜けやがてゴトゴトと木曽の山また山、トンネルを出ては入り出ては入り、機関車は胸を締め付けるような汽笛の尾を引きあえぎ、あえぎ走ってきたが、私は窓に写る自分の顔を見ると鼻と口の周りは煤煙で黒くすすけ、三〇時間あまり経ったいま睡眠不足もあり心身ともに疲労の度は激しく、目はくぼみ見れたものではなかった。私たちは列車に乗り込んだ折、患者七名は中央に座らされ、両方の入口の一方に大浜さんと医師、他の一方に彼の警察官が陣取り、それはあたかも罪人を護送するかのような状態であったが、たまらなくなった私は立ち上がり一方のデッキのところに行き外を見ていると後ろからついてきた警官が、「危ないから中に入れ」と言ったが、これはこの間何回か車中で便所に行っても一緒について来、用を済ませると座席に戻るように促し続け、私が自殺でもするかのような警戒振りだった。自殺といえば列車が信濃路の山あいを走るとき、便所の窓よりまたデッキより幾度か飛び降りようと思ったものだった。谷を見、谷間の鉄橋のうえを走るとき、此処で飛べば死ねるだろうと何回か頭をかすめたが、その都度母の顔が浮かび私を止めた。篠ノ井駅を経由し夕刻三時か四時頃だったが列車は軽井沢駅に着いた。駅には駅員が白いマスクで顔一杯覆い、手袋をはめた手には消毒器を持ち立っていた。私たちは今ではもう廃線となった草軽電鉄という小さいマッチ箱のような電車に乗るために駅に向かった。山道をトロッコのような電車に乗り午後七時過ぎにようやく草津温泉に着いた。そこには古ぼけたバスが私たちを待っていたが、小さな裸電球が今でも私の目に焼きついている。到着した所は、群馬県草津の栗生楽生園でした。その間実に三四時間、飲まず食わずの強制収容でした。

草津・栗生楽泉園での生活

園に着くと、世話係が部屋の割り当てをしました。病気の重い人がいっぱいいて、それでも気持ち悪いとか、忌まわしいとかいう気持ちは起こらなかった。それまで余りにも嫌な思いをしてきましたから、かえってほっと安堵した感がしました。

療養所の部屋は小さな電球があり、障子は破れて、雨戸もない。冬は雪が隙間から、スウッーと入ってくるのです。当時はガラス戸一枚。立て付けが悪いから雪が入ってくるのです。今はサッシがついて暖房設備が良くなったが、当時はひどい環境でした。

楽泉園に入所してからまだ二ヶ月しかたたないうちに、弟が面会に来ました。汽車を何回も乗り継いで、はるばる訪ねて来てくれた当時十二、三歳の弟の姿は、今も忘れることが出来ません。母も兄もその弟も、今は故人となりました。

入所してから不自由者寮の付き添いや、薪取りの作業をしました。栗生楽生園は、湯ノ沢部落が近くにあり解散されたところで、町の人が患者を嫌わなかったことが、他の療養所と比べてよかった点です。園には青年団があり、冬はスキーをしたり、うさぎ取りをしました。演劇部に入り、演劇も随分やりました。私も、『瞼の母』の番場の忠太郎役や、戦後も菊池寛の『父帰る』や小山内薫の『息子』などの主役をやりました。青春時代の懐かしい想い出です。当時の私の記憶では、楽泉園には朝鮮人が四〇～五〇人入所していました。近くの元山という所では日本鋼管に強制連行された朝鮮人が、鉄鉱石の採掘をやらされ、一〇〇〇人くらいの朝鮮人がいたといわれ、そこで死んだ朝鮮人の遺体を楽泉園で焼いたこともありました。火葬は各団体の役員が当番で行いました。ハンセン病の治療は、週に三回、大風子油の注射を四年間位しました。草津には七、八年いました。

栗生楽生園からの退所—全生園への再入所、結婚—

戦後の昭和二四年、自費でプロミンを四〇〇本購入し、大阪に帰りました。プロミンは東京の友達から一本一〇〇円で購入しました。東大病院で原価五〇円のものだったと、後で知りました。注射は近くの医師に二〇円くらいの手数料を払い打ってもらいました。二年半くらい退所していました。昭和二六年プロミン治療継続のために再度、楽泉園に入所しました。私は注射の手伝いもしており、毎日注射しましたが、反応などは出ませんでした。昭和三〇年にもう一度退所し、千葉で働きました。

千葉に行ってから視力が低下し、友人が多磨全生園に、眼科の専門医の新井という、良い先生がいるからと昭和三四年四月に仮入園しました。眼以外は健康でしたが虹彩炎と言われました。真面目に治療したら、一二月までに視力は〇・一から〇・六までに回復し、昭和三五年一月四日、先生から「帰ってよい」と言われましたが、手が腫れて痺れが出てきました。両手両足に神経痛が出て、退所は出来なくなりました。以来ここ全生園に入所しています。

私は昭和三七年結婚しました。私三四歳、妻は二一歳でした。彼女は一〇歳でここに入所し、彼女の部屋に収容友達がいたので、良く遊びに行き親しくなりました。彼女は幼児洗礼を受けていたクリスチャンでした。私は聖公会の鐘突きや、会費徴収を手伝ったりしていましたが、四八歳で入信しました。妻は五八歳で亡くなりました。

私の生きる支えになったものは、仲間との活動でした。昭和三四年からの自治会活動と、在日韓国・朝鮮人人の入園者により組織された互助会の活動でした。患者作業で最も辛かったことは、病棟の付添でした。二〇人の重症者を二四時間当直制で看ていたのです。昭和三四年の自治会患者活動により、昭和三六年頃から職員に切り替わりました。この時は座り込みも体験しました。しかし「同病者に看取られたほうが良かった。職員になると事務的になった」と患者に言われたことです。せっかく職員に切り替えたのですが、辛い思いをしました。過渡期にはこのようなこともありました。

七 「道南から群馬県草津栗生楽泉園への収容」 山中富江（栗生楽泉園）

（昭和二四年一一月、栗生楽泉園入所　入所時二三歳）

〔語り手のプロフィール〕

平成一五（二〇〇三）年九月、群馬県草津の栗生楽泉園を訪れた。富江さんとの始めての出会いであった。楽泉園の下地区にあるご自宅を訪問した。平成一四年、愛猫家のご主人を亡くされ、富江さんは猫の坊ちゃん、ぶーちゃんと一緒の生活でした。富江さんはお兄さんと共に栗生楽泉園道民会員として、北海道からの訪問を受け入れ、お世話いただいている方である。その後二度の訪問、時々電話で近況報告を交わしながら、親しくさせていただいている。平成一七年一一月からは、膝の障害があり不自由者センターに入居された。昨年は入所されていたお兄さんが亡くなり、遺骨は平成二三年に故郷の菩提寺に帰るという。

富江さんの家族は、父親をこの病気で亡くし、きょうだい四人〈兄、妹二人〉道南から三日がかりで栗生楽泉園に収容された。今回の聴き取りで、長年胸に秘めていた家族の歴史を始めて語ってくれた。両親もきょうだいも亡くなり、「自分も八〇歳を過ぎ、もう失うものは何もない」と語りながらも、「とても正気では語れない話」と本人が言うように、話す側も聴く側も辛く苦しいものでした。北海道出身者も入所した当時一八名いたが、現在は四名になったという。

栗生楽泉園は他の療養所と異なり、草津湯ノ沢部落（ハンセン病の温泉療養地として、明治二〇年開村以来五五年間に亘るハンセン病療養者の生活区域）が昭和一六年五月一八日解散式が行われ、昭和一七年五月に患者の移転が完了した地域で、温泉のある療養所である。ここには、「特別病室」という悪名高い「重監房」が存在していた。

生い立ちと発病

私は道南で生まれ育ちました。昭和二四年一一月三日、二三歳の時ここ群馬県草津の栗生楽泉園に収容されました。冬も近く寒い時でした。あれから早六一年が過ぎ、現在八三歳になりました。「住めば都」でしょうか、今はいい所です。ここでは多くの人が亡くなりました。私は収容される前、一七歳から水産会社で働いておりました。一番下の妹を除いて、きょうだい皆同じ会社で働いており、寮生活でした。夏の時期は事務の仕事をし、冬は裁縫学校に通い、編み物や洋裁を習っていました。水産会社で通わせてくれていたのです。私は右の手首に火傷をしたのですが、その傷がじくじくし中々治らず水疱が出来、市立函館病院に通院していました。この病院でレプラと言われました。病院では、「家に帰るまで開けては駄目」と言われた書類をバスの中で開けてみると、レプラ（ハンセン病）と書いてありました。上磯保健所では首に針を刺して検査をされました。知覚麻痺があるかどうかの検査です。

私の家族とハンセン病

私は、姉二人、兄と妹三人の七人きょうだいでした。私の父親は昭和一二年一二月、四九歳で亡くなりました。父もこの病気だったのでしょう。自分の病気のことを、私たち子供には全く知らせてくれませんでした。父はお巡りさんで、あちこち転勤がありました。札幌で勤務したこともあります。母親は私たちに父の病気のことを、「戦争に行き梅毒になり、それで亡くなった」と嘘を言っていましたが、この病気だったことを知っていたのです。梅毒の知識は、私が小学校4年生のときに学校でスライドを見ました。ハンセン病は、梅毒の三期、四期と同じでした。父は二四年間公務員として働いたのでしたが、同僚と二人で列車に飛び込み自殺をしたのです。当時の新聞に「列車事故」として大きく載り、その新聞を私は今も大切に持っています。何故同僚と一緒に自殺したのかは分りません。葬儀は盛大に行われました。ハンセン病発病のため、母が私たちに父の病気のことを隠し、なぜ嘘をいい続けたのか私は母を随分責めて苦しめました。父が亡くなり、母は六人の子供を抱え育てるのに苦労の連続の人生でした。その母も昭和三八年に亡くなりました。

私の兄は、きょうだいの中で男の子が一人だったので、とても大事に育てられました。兄は父と同じ巡査をしていましたが、昭和一八年徴兵検査の結果、甲種合格で軍隊に入り、帯広に行き次は樺太に行く予定でした。指が曲がっていると軍隊で叱られ、帯広と札幌の月寒にある陸軍病院に居ましたが治らず、定山渓温泉で療養していました。昭和二〇年、終戦になり家に帰ってきました。暖かい道南から寒冷の地、十勝の帯広への入隊で無理がたたったのでしょう。兄は入院先の病院で、「家族にこの病気のような人が居ないか」と聞かれ、「妹の顔がふくらんでいる」と言うと、現地から保健所に連絡したのでしょう。

昭和二四年八月三一日、四女の一七歳の妹が自宅で薬を飲み自殺をしました。妹は私と一緒に水産会社で働いていました。朗らかで元気よく可愛い妹でした。九月一日、妹のお通夜の時に、函館市立病院のお医者さんと保健所の職員四人が突然家に入って来て、家中に消毒液を噴霧し始めました。私たち家族や、親戚、集まって来て下さっている人たち、そして料理にまでも消毒液をかけたのです。家中が水浸しになり、料理など食べられる状態でなく、来て下さっている方々は、皆さん驚きそそくさと逃げ帰ってしまいました。母はひたすら謝るばかりでした。皆が帰り、和尚さんと家族だけでお通夜を済ませました。母は子供たちに病気を隠していたことを、土下座して泣いて謝るのでした。この話はとても正気で話せる話ではありません。近所の方々は、私の家族は皆乾性らいなので、外見的症状はなかったので、「誰が病気なのか」と思っていたそうです。私たち家族は、荼毘にする時、埋葬する時も世間の冷たい視線に耐えなければなりませんでした。世間の眼の恐ろしさが身にしみました。そんな悲しい出来事があって間もなく、青森の松丘保養園阿部園長が自宅まで来て、兄、私、妹二人の四人を、ハンセン病と診断しました。妹が亡くなってまだ二ヶ月で、強制収容です。

ハンセン病と診断されても、泣き叫ぶ時間さえ保健所では与えられませんでした。そして北海道を離れるとき姉から「草津に着いたら読みなさい」と渡された手紙を見ると、「妹は猫いらずの薬を飲んだ」と書いてありました。どんな理由で死を選んだか遺書もなくわかりません。母一人残して遠い草津の収容先までの間、どんなに悲しく、辛く、苦しかったかなどは、言葉に表すことが出来ません。今でも思い出すと身体が震え、涙が止まりません。このことは、今まで胸に秘めていましたが、初めて語りました。

私たちが入所する一一月まで保健所では何回も消毒に来ました。今も道庁や保健所の人たちにはよい感情を持つことは出来ません。当時、姉二人はすでに結婚し家を出ていましたが、婚家まで調査に行ったとのことでした。姉たちにはこの病気はなく、姉の家族は病気のことを理解してくれていました。

群馬県草津「国立療養所栗生楽泉園」への入所

昭和二四年、私と兄、妹二人の四人が一緒に収容されることになりました。道庁が準備したトラックは、まるで野犬捕獲用の金網を張ったもので、見送りにきてくれた近所の人たちに対しとても恥ずかしい思いをしました。私たちは松丘保養園か東北新生園に入所する予定でしたが、いずれも定員一杯で入所できず、群馬県の草津まで来る事になったのです。家には母一人が残されましたが、大げさな消毒などをされ、残された家族が大変な思いをし、「戦争のようだった」そうです。入所のとき私の友人は、私に餞別をくれました。末の妹はセーラー服姿での入所でした。私たちが歩いた道は、噴霧器で消毒されました。収容の時は、白衣を着てマスクをした保健所の職員と道庁の職員二人に付き添われ、貨物列車の間に一両だけ、「伝染病輸送車」と書かれた白い紙が張られた車両に乗せられ、オマル一個が与えられトイレの使用も禁じられました。函館から草津まで三日間付き添った職員は、一時間毎に消毒液を噴霧し、母の用意してくれたお弁当を食べることも出来ず、三日間殆ど飲まず食わずの旅でした。自分たちが感染したら恐ろしいと思ったのでしょう。しかし職員らは、夜に酒を飲んで酔っ払えば、「姉ちゃん何処が悪いんだ」と私たちに絡んでくるのでした。それほど怖い伝染病の患者に絡んでくるなんて、やっていることが矛盾しているると思い、怒りを覚えました。一一月といえばもう寒い時期に入り、汽車が途中入れ替えや停まる時は、とんでもない処にこの一両だけ離して停車されるのでした。

同じ車両には、夕張から来た女の人が一緒に乗りました。この人は足が腐っており、入所してから間もない一二月に足を切断しました。両足切断してからは、片足のみ義足を付けていましたが、日常は這って歩いており、傷が絶えなくとても気の毒でした。

私たちが収容された後に、付き添った保健所の職員は、北海道に帰ってから母親に草津の栗生楽生園のことを、「草津はとても良い所だ。お湯に入ってご馳走になってきた」と伝えたそうです。昭和初期に入所した人は、「縛って連れて来られた」と聞いています。

栗生楽生園での生活

ここ楽泉園に来て、入所者の顔を見ただけでびっくりしました。干からびたお化けのような人も沢山いました。「何でこんな腐ったような顔をしているのだろう」と不思議に思いました。患者さんたちは汚く、ぼろを着ており裸足で歩いている人もおりました。北海道で家に来た乞食よりもひどい有様でした。当時は戦後の混乱した時代で、食べる物も着る物もなく、皆が大変な時代でした。当時入所者は、ここには一二七〇人も居ました。上の妹は病気が軽く、四年位の治療で家に帰りました。帰るときは許可証を貰いました。これがなければ大変な時代でした。婚約者がいて一緒について来たのです。その妹も、平成二〇年、七七歳で亡くなりました。

私は昭和二四年の入所でしたので、前年の昭和二三年からプロミン治療が始まり、「いい時代に入ってきた」と言われました。入所したときは、時計までも取り上げられました。それは後で自治会の人が取り返してくれました。職員は入所者がいい物を着たり、持ったりするのを嫌っておりました。私たちは妹もまだ小さかったので、家族が離れ離れにならないように、四畳半の家族部屋を二部屋買って二人ずつで住みました。私たちが経済的に困らなかったのは、母が娘たちに保険をかけてくれたお陰でした。らい病の親を持ち不憫と思ってかけてくれたのでしょうか、この点は親に感謝しています。私は入所してから三週間位の治療でよくなりました。当時は右手が少し悪い程度で、まだ眉毛もありました。入所した当時は家に帰りたくて、「母さんが一人でいるから帰してほしい」と何度も言いましたが、中々帰省させてくれず、昭和二六年五月、入所から一年半位してから、北海道へ始めて一人で汽車の旅をしました。その後も何回か北海道に帰省しました。

園での仕事は何でもやらされました。義務看護は断ることが出来ず、手でつかむのも嫌なくらい、汚い病人を看病しました。患者作業は昭和五〇年頃までやりました。死んだ人が多く、今生きている人は、何でも食べることができた人だけが生き残っています。私は幸いなことに、実家の母や姉から食糧を送ってもらうことができました。

私は病気が治って帰れるようになっても、一緒に入所した下の妹は状態があまり良くなく、リウマチで身体も不自由になり、妹を残して私だけが帰ることができませんでした。妹はここ楽泉園で平成元年、五四歳で亡くなりました。

私の結婚

私は入所二年後、二四歳で結婚しました。自治会の仕事をしており、職場結婚でした。当時お金がある人が入れた、十坪住宅の一戸建てを購入しました。夫は結婚の時に断種手術を勧められましたが断りました。昭和二五年頃、楽泉園では目が見えず、子供を産んでも自分達で世話することの出来ない夫婦を除いては、断種は強制されていませんでした。とても元気な人でしたが、C型肝炎で亡くなりました。

断種しなかった人は何人もいましたが、堕胎をさせられた人は殆どそういう人の子供です。子供を産んだ人は、自分からセックスに走る人もいたし、男が夜這いにきて、盲人の女の人は、誰が相手かわからない人の子供を産んだ人もいます。女の人もちゃんとした人は、男は相手にしませんでした。子供を産んだ人には園側ではきつく当たり、ご飯もろくに食べさせてもらえなかったのです。大根葉にご飯粒が四～五粒入ったものが与えられ、「座敷豚」と職員からも罵られ、人間として扱われませんでした。患者に悪口を言っていた職員は、いい死に方をしていません。

昭和五九年北海道に里帰りをしました。「歩ける人だけ来い」というものでした。黄色いタオルを首に巻きそれが目印でした。「バスは〇〇号車に乗りなさい」という指示でした。三浦先生が一緒でした。長屋のようなところで食事をしましたが、全く楽しくない思い出です。

偏見――差別――

偏見や差別は今でもあるし、ここの職員は職場では私たちに良く面倒見てくれても、町のスーパーで会っても、知らない振りしてそっぽを向くような有様です。いま私はスーパーにもいけませんが、今も同じと言っています。私たちも昔、結核の患者さんの家の前を通るときは、口をふさいで通ったものだ。職員と患者、患者同士もまた差別がありました。

現在の状態

私の病気の後遺症は、右の小指が曲がっているし、眉毛がないし右半身麻痺のような感じがします。目はアカンベーをしたような目（兎眼）になり、右目を四回手術しています。いまお寺のことに関わっており、周囲の人から頼りにされています。

兄は以前から具合が悪かったのですが、寝たきりの状態になり動脈瘤破裂で、普通に食事を取ることも、会話も出来ずにいました。「富江さんのことが気がかりで、神様が迎えにこないで長らえているのでしょう」と周りから言われていましたが、平成二一年四月、八六歳で亡くなりました。国賠訴訟の裁判で勝訴した時、「兄が帰ってきたら困る」と、故郷の家族に言われました。自分たちの家族からも嫌われるんだから、ひどい思いをしてきたよ。家族が家族を捨てるような、こんな苦しみは沢山だ。誰も相手にしてくれない。

訪問活動について

道民会の仕事も出来なくなったので、これからはYさんがやってくれます。北海道出身の人から、「ボランティアが来たら何故会うのか」とよく言われます。収容体験の辛さ、入所してからの厳しい生活などを考えると、故郷の北海道を快く思うことが出来ないのです。私は元気なうちは皆さんと対応していましたが、それも出来なくなりました。以前にここで話したことが、会報に載せられて迷惑しました。様々なことを秘密にして生活している人が殆どです。故郷の身内に迷惑がかからないようにと、気遣っているのです。

一昨年一二月の暮れにも道庁の方が来ましたが、花を飾ってもすぐにしばれてしまう様な時期に、全く無駄なようなことをしています。ここに入所している道内出身者も、道庁の人の訪問を受け入れてくれるところが無く、私の部屋にちょっと寄って行きましたが、ホテルの時間があるとかですぐ帰りました。気持ちがあるのなら暖かい時期に来たらいい。他の県の方々や、学生等も多くの訪問がありますが、帰るときは自治会へカンパをしたり、福祉室への心遣いをしていくのですが、北海道の人は全くありません。私が気を遣って、後始末をしているような状態です。

聞き取りに応じて

今回、北海道でハンセン病検証会議が始まり弁護士さんが来て、色々聞き取りしていきました。私たちが死んでしまえば、私たちが体験した歴史も知られずに終わります。北海道の方でも色々調べていたようなので、今回過去の身を切られるような体験も始めて話しました。昨年亡くなった兄も一周忌が終わると、両親が入っている菩提寺に帰ります。私の最後もそのつもりで、そのための準備はすべてしてあります。

八　「高知県から青森県へ」田中春男（松丘保養園）

（昭和二七年一〇月、長島愛生園入所　入所時一八歳）

〈語り手のプロフィール〉

一三　田中さんとは、奥さんとご一緒に北海道の「里帰り事業」で札幌にいらしたとき、松丘保養園訪問時など何度かお会いしている。いつも明るく元気な方という印象がある。今回の聴き取りは本人の了承を得て、お部屋に伺い聴き取りを行った。時間的な制約もあり電話でお話を伺ったり、本人が補記して下さったりした。「自分のことをこんなに語ったり、書いたりは初めて」という貴重な体験を伺うことが出来た。

田中さんは、暖かい四国高知から寒冷の地青森に住むことになった。厳寒期の除雪作業時に凍傷になり、手をお湯に入れたら知覚麻痺のためその後悪化し手指を失う。その後遺症はあるが、頑健な身体のようである。貧農のハンセン病を病む父親の息子として育ち、この病の大変さを自覚していたが、軽症であり保健所職員の、「一～二年で治る」との言葉を素直に信じ長島愛生園に入所した。入所した昭和二七年は、プロミン治療も開始されていたが、真面目に治療に励まなかったという。真面目に治療をすれば、後遺症も少なく当然社会復帰できた方だったと思う。だが社会復帰の足がかりとも言うべき長期帰省中に、足の裏傷をつくった。この治療は一般医では中々治療が困難であるという。ハンセン病治療をハンセン病療養所内でしか行わず、医療さえも一般医療機関から隔離された大きな弊害が今も続いている。一般の病院では、ハンセン病患者を殆ど診ることもなく、治療を行ったことがない。大学病院等で医師は診断をするだけで、全ての患者は療養所に送られた。北海道ハンセン病協会の元会長北大M名誉教授も「診断はしたが治療の経験はない」と語っていた。

またハンセン病発症のため教育の機会も奪われた方々は多い。本人も語っているように、「もし高校にでも行っておれば、社会復帰していたであろう」と。入所時に飼育していた子牛を売り、始めて購入したであろう派手な一張羅の赤いジャンパーが、不良少年のように園側に判断される元となり、教育の機会は奪われたまま成年舎に入れられた。これがその後の人生の分かれ目になる一因にもなった。だがその後紆余曲折はあったが、今はよき配偶者に恵まれ幸せな日々を送っている。松丘保養園訪問時には、いつも彼の笑顔と明るさに救われる。愛用のバイクにまたがり、自家菜園に精を出している姿は元気そのものである。保養園正門近くには、昔は監視の見張り所にサーベルを下げた請願巡査の居宅場所には、入所者ボランティアグループの花壇が訪れた人々を迎えてくれる。田中さんもこのグループの一員として汗を流している元気な姿が見られた。

生い立ち

私の生まれた四国は八十八カ所の霊場で有名な所です。お遍路さんが町や村を鈴を鳴らして家々を廻り、お経を唱えていると、家の者が一握りのお米をもって、首より下げている袋に入れてもらい、最後まで祈り頭を下げて帰って行きます。信仰心で八十八カ所を廻る人、病気を治していただくために廻る人、時折ハンセン病の方たちも、その日の糧を求めてお遍路さんになって廻ってきます。その方たちは、家にいることもできず、家族の知らないうちに家を出て遍路となり、本当はお経を上げ、鈴を鳴らし頭を下げて帰るのが一通りの遍路の常識ですが、ハンセン病者は急に家出同然の別れで遍路になるのですから、仕方のないものだと思うことがありました。私は子供の頃から「鈴を鳴らしてお遍路さんが来れば、一握りのお米を首から下げている袋に入れてやりなさい」と、親から言われて育ちました。

私は昭和九年、高知県の小さな村の百姓の家に生まれました。家は貧しく、父親も私と同じハンセン病でろくな治療も受けることもなく、四二歳の若さで亡くなりました。父はハンセン病特有の神経痛に悩まされて、大変な苦しみようでした。家は毎日が生き地獄でした。三ヶ月位して、喉に痰を詰まらせて、あっけなく息を引き取りました。父は死ぬことにより、痛みと貧しさから救われ、安らかな人生の旅路を終わったことだろうと思っています。

父の死後、我家には当時姉二人（一六歳と一四歳）がおりました。姉たちは、農家に行儀見習いを兼ねて働きに行きました。私と母が残され二人暮らしとなりました。母は毎日野良仕事に励み、私はまだ九歳、ただ母について田畑に行っていました。ある時、稲を束ねる仕事を手伝っていたら、稲の束に血がついていたのを見て、母が「おまえ、どこかに傷をつくっているのではないか」と、私に言うので、自分で手足を調べてみると、左手の小指の中間部から血が流れていました。母が「おまえ、痛くないのか」というので「痛くない」というと、すぐ帰る支度を始め、家に着くなり私を裸にして筆の先で身体をなで回し、感覚が有るか無いかと何度も調べました。小指の中間部だけが感覚がなかったのです。

母の言うことには「おまえは、このことは絶対に他人に言ってはならない。恐ろしいハンセン病といって、人に知られると嫌われ、友達になってももらえず、差別を受ける」と九歳の私に悲しげな、寂しい真剣な顔をして言ったことを、今でも覚えております。母は、何とか私の病気を治そうと、こっそり大風子丸を一年分購入してきました。母とは本当に有り難いものです。

当時の学校は、私たち昭和九年生まれから、六・三制が義務教育となり、どうしても受けねばならず、二年間学校に行かずにおりましたが、学校から今くれば卒業させてやるから来るようにとのことで、卒業させて下さいました。ハンセン病を知られることもなく、無事卒業できましたが、当時私の学力は小学校三年生程度のものでした。

昭和二七年一八歳の時、役場に投書が入り、私の家に突然保健所の係員がやってきました。「誠に申し訳ありませんが、あなたの息子さんの病気のことについてお話があります。息子さんはどちらにおられますか」と母に言われたようですが、私は会う気がなく居留守を使って会わないようにしていました。母が「何度もくるのに申し訳がないので、一度会って話しだけでも聞きなさい」と言うので、それではと会うことになり、保健所の話によると「今この病気は、隔離しなければならない。あなたの病状なら、三年位治療すると治りますので、早いほどよい」との言葉でした。私もこんな病気で皆に悲しい思いをさせているより、早く治りたいのと思いが強く、療養所に入ることになりました。

岡山県長島愛生園への入所

私は今まで改まった所に行ったこともなく、まして外出などの服などは有るわけもなく、「親戚にでも言って、支度金でも借りるほかない」と母は、寂しげに独り言のようにつぶやいておりました。話は変わりますが、一年半くらい前に私は子牛をもらい、牛小屋も自分で建てて飼っておりました。私が居なくなれば、牛を飼う者もなくなり、この牛を売れるものなら売っていきたいと母に相談して売ることとなり、早速買い手を探し買ってくれる方が見つかり、一万円で買って貰いました。当時の一日の賃金は、二五〇円位でしたから、大変貧しい家庭としては思わぬ支度金が出来、母は一安心のようでした。

昭和二七年秋、一〇月頃だと思います何日かは忘れましたが、高知の駅に午前七時頃集まるように言われました。家を出る前の晩、親戚の方々が集まって、ささやかな食事会をしてくれました。嬉しいような淋しいような気持ちでした。母は、私が眠った後に、髪の毛と爪をとったとのこと、何年か後で聞かされました。その当時、島に入所すれば帰った者がなく、治ると言われても母親は信じることが出来なかったようです。

翌朝早くに、隣近所の方々に「家に残す母を頼みます」と一言挨拶して、逃げるような気持ちで家を出ました。近所の方々が送りにくるのが嫌で、母親と従兄弟たちと一緒にバスに乗り、二時間半かかって高知市に着きました。高知には姉が働いておりましたので、「療養所に行き、三年経ったら治って帰って来るから、母を頼みます」と別れを言い、電車で高知駅に行きました。高知駅に行くとホームの端の方に、汽車が私たちを待っていました。入り口に張り紙がしてあり「関係者以外入らないように」と書かれていました。その中に係員に連れられて入ると、高知県の市町村より集められたハンセン病者が、八名位頭を下げて悲しげな顔をして乗っておりました。その方々は、高知から高松まで三時間半くらいかかったと思いますが、その間、誰も一言も口を開く者もなく、これからの療養所での生活はどのような扱いを受けるのか、みんな不安で一杯だったと思います。私は、赤いジャンパーを着て派手な格好で、一人はしゃいでおりました。

汽車が高松駅に着いた途端、白衣を着た数人の人たちが肩から掛けた消毒器を持って、私たちの乗ってきた汽車を消毒し始め、腹が立ちましたがどうしようもありませんでした。汽車から降りると、職員の方たちが大島栈橋の方に連れて行ってくれ、栈橋には大島行きの船が待っておりました。一同は船に乗り、四〇分くらいで、香川の大島青松園の大島栈橋に着きました。栈橋には、出迎えの人が沢山来ていました。大島青松園は今も離れ小島で官有船が無料で航行しています。この大島青松園は同じ村の人が入っており、そこに入所するのは厭なので、私はあらかじめ長島愛生園に入れてほしいと頼んでありました。

私と母以外は、出迎えの方たちと一緒にどこかに行ってしまいました。私たちは小さな部屋に通され、一晩ここに留めてもらうこととなり、夕食を頂き母と二人でその部屋に泊まりました。翌朝、大島青松園の小型の船で私を特別に岡山の長島愛生園まで乗せてくれるとのことでした。早速船に乗り、美しい瀬戸内海を長島まで三時間位かかったような気がします。船の中で船員が、「今は良い薬が出来たの三〜四年で治ると思うので、まじめに治療すれば良い結果が出るので、頑張って早く帰って来い」と励まされ、前途に希望がわき嬉しくなりました。岡山にある長島愛生園は、国立療養所として昭和五年、初めて建てられた所です。今は橋が架かりましたが、当時は孤島でした。

船は虫明港に入り患者側の栈橋に着くと、栈橋のすぐ前には回春寮という建物があり、まるで収容所のようでした。この回春寮は外部からばい菌が持ち込まれないように、入所者は一週間検査して何も病気なければ一般舎に入ります。

母は三日泊まり帰ることとなりましたが、係員に「お願いがあります。この子は学校にろくに行っていないので、何も解らない者です。ここの小学校に入れて勉強させてやって下さい。お願いします」と母が言うのを聞き、「やっぱり勉強しなくては」と思いましたが、係員が言うのには、「お母さん、息子さんのその服装では、子供たちに悪い影響があっては困りますので」と断られました。母は仕方なく高知に帰りました。ここでは、毎日消毒風呂に入れられその臭いがひどく大変でした。新入りはその臭いでわかりました。

母が帰り、私は一週間検査を受けました。入所時の診察は、必ず園長（＊当時・光田健輔）が行い、独特の検査法として必ず睾丸の検査も行います。お陰様で、悪い病気もなく正式に長島愛生園に入所することになりました。青年舎より、若い軽症の方が迎えに来てくれました。早速私の荷物を思い思いに持ち、「光が丘」と言う公園を越えて降り始めると、赤い屋根が二軒見えてきました。「あれが青年舎です。前の家が「竜田」後が「太仙」あなたの入る部屋は太仙五号室です。四人部屋です」。一二畳の部屋で、これから家族のように暮らさなくてはならないと思うと、先が思いやられました。自分の今までの生活が我儘すぎたことが重荷に思ったが、なるようになると心に決めると、少し心が落ち着きました。

当時青年寮は、一八歳から二六歳までの者が入っており、四人部屋が六つくらいありました。毎日喧嘩ばかりしていました。当時は若い力が余っていました。夜に園長宅の表札を違う家のものと取り替えたり、いたずらばかりしていました。家に帰りたくて、帰りたくて「ハハキトク」「チチキトク」の電報を仲間に打ってもらったりもしました。昭和二八年頃から、プロミンの注射が始まりました。自分は中途半端な治療だったので、指の調子が悪くなりました。昭和二十七、八年当時は「らい予防法」改正問題で、園は荒れておりました。当時の入園者数は、一二〇〇名位で園長支持派が半数位おり大変な時代でした。

長島愛生園での生活

私が入所した寮の前の二号室に高知の室戸から来ている男性で、二歳年上の人の良さそうな方がおりその方が言うには、「言葉でも気をつけて話すこと、仕事をしている人がいたらご苦労さんということ」など、田舎者の私には何も知らないことが多く、見るに見かねて指導してくれたと思っています。また、人の紹介もしてくれました。その方は、旦那さんは大柄な方で少し気難しいように感じたが、奥さんは大変優しく思いやりのある方だと思いました。生まれは私の母の生まれたところと近く、言葉遣いも同じように思い、こんな所に来て寂しい思いをしておりましたが、私にも希望が持て、今までと変わった気持ちになり嬉しくなりました。この方たちを紹介して頂いた年は、昭和二七年の秋も深まり、寒さも身に沁みる頃でした。二八年、二九年と月日は流れ、その間いつも我が家のように毎日出かけては、洗濯なども全部してもらい、時々食事もいただき、息子のようにして貰っておりましたが、旦那さんは私が気に合わずいつも、「お前は毎日来ることはないのだ、洗濯も自分でやれ」といつも私に怒鳴っており、私も腹が立って言い争いをよくしていましたが、私は外に行くところもなく、二、三日して頭を下げて、また出掛けるようなことは度々ありました。私はその家の手伝いは何でもし、また家から送ってくるものはいつも、全部、旦那さんに持って行き、私は私なりに気を使っていました。今、考えると、あまり奥さんが私に良くしてくれるので、旦那さんが焼餅を焼いていたことを、全く知らないでいたのです。早くそれに気がつけばそれなりに対処したと思いますが、当時は人を思いやる心はなかった。私の友達は、「自分の甲斐性で人妻であれ、自分の行動は自分で責任を取ることが出来れば、それも良いのでは」と私に言い聞かせていたことを、本気でとっていた頃でもありました。

昭和二九年の正月三日だと思います。旦那さんはいつものように口うるさく文句を言うので頭に来て、汁を沸かしていた鍋を旦那さんに向かって投げつけた。旦那は大袈裟に、「殺される、誰かきてくれ」と大声で叫び、私は投げた鍋より声の大きいのにびっくりして止めましたが、気持ちはおさまらず本気で殺してやろうと思い、「光が丘」の東屋で時間を待っていました。小雨が降っておりましたが、私の身体は熱く燃えておりましたので、何も寒さを感ずることなく、どのようにやっつければ一番良いか色々作戦を練りましたが、いざ殺すとなると、やろうとすることがまとまらず、あれこれと考えを集中させていると、いつの間にか眠ってしまいました。目を覚ますと辺りは暗闇となっておりました。「光が丘」は公園とはいえ山の上ですから、人一人いない寂しい暗闇の世界ですので、自分の考えてきたことが恐ろしくなり、何も出来ない自分がばかばかしく、弱さをさらけ出した思いがしました。

無断帰省

奥さんの方は、高知から母親が連れに来て、一ヶ月の里帰りをもらって帰って行きました。私は友達の家に行き、朝から晩まで寝転んで遊んだり、自分の部屋にいたりして過していましたが、自分は高知に帰ろうと思い福祉分館に行き、帰省願いを出すと、「お前は何で帰らなくてはならないか」といわれ、「帰りたいから帰る」というと、「駄目だ」といわれ、「それでは出口は一つではないからなー」というと「出れるもんなら出てみよ」と、売り言葉に買い言葉で、私は出ることに決めた。早速、友達の船で裏から出て行きましたが、風が強くどうにもならず、引き返し部屋に戻り考えてみたが、何が何でも行こうと思い、午前一一時頃、荒磯というところに昼の飯を持っていく人がいたことを思い出し、その人にお願いして乗せてもらうことにした。船に乗りやれやれと思ったが、やっぱり風が強くて途中で止めることとなり、仕方なく山を歩き邑久光明園まで歩き着いたのが、午後四時頃でした。早速、船を出してもらう交渉をする。親方の用事で、「買い物に行くので船を出して下さい」と願うと、すぐ船を出してくれた。急いでバス停に行くと目の前でバスが出てしまい、それも最終バスであとは歩くより外はなく、歩き始めるとオート三輪がやってきた。「乗せて下さい」と願うと、「乗れ」とのことで、助手席に乗り岡山の駅近くまで乗せてもらう。後は歩いて駅に行き、宇野行きの汽車で宇野まで行き、宇行船に乗り高松に着く。高知の我が家に着いたのは午後一一時頃だった。

「ただいま」と声を出して障子をあけると、母は一人で布団をかぶって眠っていた。二度声をかけるとびっくりしたような顔をして、私の方を向き、「帰ってきたの」と笑顔で迎え入れてくれ、「腹がへった」と言うと、「うどんでも買ってくる」と言い出掛けた。私の町は港町なので、遅くまで店はやっていたのです。

奥さんとの再会、そして

岡山から帰って早一〇日位経っていた。高知に帰った奥さんは、元気で故郷を楽しんでいるだろうかと思い出し、急に行って見たくなり出掛けることにした。自転車で二時間位かかるところです。久しぶりに道を通るので、少年時代に川えびを獲りに来たことを懐かしく思い出し、心地よいひと時でした。自転車は母の生家を通り越し、奥さんの居る家まで来た。すぐに、「こんにちわ」と大きな声で言うと、出てきたのは奥さんでした。「あらー、貴方帰っていたの」とびっくりした顔をして、笑顔を見せた。二時間くらい話をして、奥さんの母親の働いている所に二人で出掛け、お昼をご馳走になり我が家に帰ってきた。三日後、奥さんが我が家にやって来た。私の母も喜んで迎えてくれた。三人で夕食をとるので馳走を買いに出掛ける。ささやかな歓迎会とまではいかないが、おいしく食べた。「療養所では息子が大変お世話になり申し訳ありませんでした」との挨拶をし、その後尽きない話をしていましたが、午後一一時頃そろそろ寝る時間となり、母が「布団は上に置いていますが、長いこと使っていないので、かび臭くなっていますけどいいですか」というと、「わざわざ出さなくても、私の布団に入らせてくれればいい」というと、母が「申し訳ありませんね」と話はまとまる。

五日位過ぎて、二人で静岡の駿河療養所に入れてもらおうとお願いに行く。半月も療養所にいたが、中々入れてくれない。世の中は自分の思うようにならないという、最初の試練でした。その時、分館（現在の福祉室）長が来て、「二人で岡山の長島愛生園に行き、二人の籍をとってきて下さい。そうしたら入れてあげます」とのことであった。仕方なく行くこととし、岡山に行かず高知県庁に行き、保健課にお願いして二人の籍を抜いてきてくれるように頼み、私の家に二人で帰ってきました。二週間位で返事が来た。保健課の方が一人付いて行くので一緒に虫明に行く。愛生園から、分館長さんと旦那が、虫明までやって来た。奥さんの心は複雑であったろうと思います。もしかして、旦那さんの言葉に負けて愛生園に帰るという可能性もある、それは充分考えられることである。私の心はあれやこれやと迷い、なるようになると腹を決める。旦那さんと奥さんとの話し合いが始まり、何時間たっても結論は中々でない。色々言っていたが、最後は私に付いてくると言い切った。旦那さんは、私に説得してきた。その気持ちは通い、痛いほど分かるが私の心は鬼でした。最後は分館長が納得させるように迫ったが、言うことを聞かないまま別れた。その足で静岡の駿河に行ったが、分館長さんはまさか籍を抜いてくるとは、思いもよらなかったことのようでした。「約束です。入れてください」と何度も願ったが、患者側の人事関係の方が来て、「貴方たちは入れません」と私に言う言葉は荒々しく、そのとき私は、「お前たちも患者、私も患者同じ者が何故駄目だという権限があるのか」と私も荒く言葉を返したのです。

その時、分館長が、「私の療養所は、患者の人事部長にその権限を与えてある」と言われてしまい、それでどうしようもなく困り果てていたら、分館長が、「もし入れても後味のよくない今、ここに入っても貴方たちの為にならない」との話で諦める。分館長の話では、「貴方たちは青森に行きなさい。私が事情を書きます」と言って下さった。「それではそうします」と返事をして公文書を書いてもらい、東京に向かうことになったのです。

青森県松丘保養園へ

二人とも、東京など行ったこともないので、大変不安な気持ちで一杯でした。しかし、身から出た錆ですので止むを得ません。午後五時頃だったと思います。上野から山形回りで日本海側を通って、何時間もかかって明くる日の晩、午後一一時頃青森に着いた。西も東も分からず、ただ「松丘保養園は何処ですか」と尋ね歩く。古川まで来て、お腹がすいたことに気がついて、遅い時間だったがラーメン屋に入った。食べながらも不安な気持でした。食べたあとタクシーで松丘まで来ました。患者事務所の係りを起こして事情を話し、泊めて頂く。まだ寒い季節でしたので、炉に炭を盛り上げて赤々と燃えた火が、私たちを迎えてくれ、ほっとした気持ちでその夜は休ませて頂き、何も疑われることもなく、入所させてもらうことになりました。昭和二九年五月、二〇歳の時にここ松丘保養園に来ました。

青森に来てからは、食べ物がとても美味しいと感じました。でも、北国の冬の寒さの事など分からずに育ったので、冬に凍傷にかかりました。その手をお湯の中に入れたら真っ白になり、その後手の調子ははかばかしくなく、指が腐っていきました。腐った指は自分で切り落としました。昭和二〇年代は、療養所で色々な工事が行われました。ここに、工事に来た人は患者の顔を見て腰を抜かす人も居ました。それだけ重症者が多かった時代だったのです。

結　婚―長期帰省の思い出―

昭和三三年、私は二五歳で結婚しました。結婚の時には、妻の親に反対されましたが脅かして一緒になりました。結婚の時は、やはり断種させられました。夫婦舎には、四組一緒に容れられました。ひどい結婚生活でしたが、慣れるということは恐ろしいことです。重症者の看護を一年住み込みでやると、夫婦で一部屋に入れる権利が得られるというようなこともありましたが、私たちはそれを選びませんでした。

昭和三八年頃、私たちは二人とも軽症だったので、高知に長期帰省をしました。母がまだ農業をしていたので、母と一緒に暮らしました。私は養鶏をやり、妻はホテルで働きました。母との三人の生活は短い期間でしたが、貧しくても幸せな日々でした。「灯りのついている家に帰るのは嬉しい」と母が言っていた言葉です。でもその間に、豆炭あんかで足に火傷をしてしまいました。足の裏傷は治りにくく、近くの病院で治療が出来ず、香川の大島青松園で短い期間世話を受けました。その時からの友人が曽我野一美さんです。そんなこともあり、又松丘保養園に帰ることになりました。

いま思うこと

療養所では、自殺、家族離散、親子の別れなど悲しい光景を沢山みました。人間弱くなるとやけくそになるものです。長島愛生園では、入所当時自殺者が後を絶たずの状態でした。私は高校まで行っておれば、今の自分はなかったと思う。昭和三三年に日本キリスト教会で洗礼を受けました。このことで多くの人との出会いがあり、聖書からの学びがありました。妻は昭和三五年に洗礼を受け、今は一緒に信仰について語り合うことが出来るようになりました。結婚当時、私の母が若くて元気だったら、子供を育ててもらうことも出来ただろうし、子供が居たら社会復帰をしていたと思います。私は結婚により守る者が出来たことは素晴らしいと思っています。この人を守らねばという思いを、いつも持っています。

九　「『らい予防法』に奪われた人生」桂田博祥（松丘保養園）

（昭和二七年八月、国立療養所松丘保養園入園　入園時二八歳）

〈語り手のプロフィール〉

桂田さんは、平成一四（二〇〇二）年六月「北海道ボランティア・はまなすの里」設立総会時、講演依頼に応え松丘保養園入所者道民会長として来札された。この時が私と桂田さんとの初めての出会いだった。講演内容は、家族離散の悲劇とあまりにも遅すぎた法の廃止により、自分の人生は全て「らい予防法」により奪われた悲しみを、切々と訴えられた。この講演の際には、妹さん夫婦も来て下さり、家族に起こった不幸を改めて思い起こし、涙々の対面であった。その後、里帰りで来札された時、また松丘保養園への訪問の際は、いつも何くれとなくお世話をいただいている方である。

戦後の昭和二七年とはいえ、「らい予防法」について、一般人ならその内容など知る術もなく、すでにプロミンも開発されハンセン病は可治の病となってからの入所である。だが「第二次無らい県運動」で、患者収容に更なる拍車がかかった時期であった。一年二ヶ月の新婚生活は無残にも引き裂かれ、残してきた妻とは離婚を余儀なくされた。その後、園での結婚の際は、有無を言わせず屈辱的な断種手術を受けさせられた体験を語っている。入所後の重症者の看護体験は、最初は同病者でありながらも、恐ろしく嫌悪すべき対象と映っていた。その後、現職時代の事務能力をかわれ、自治会の仕事に長く従事された。

しかし二、三年の治療で帰れるはずの入所が、生涯続くことになり「保健所の職員に騙された」と語っている。戦後の入所者は殆どが、そのような指示のもとに入所されている。だが、法には明確な退所規定がうたわれず、法廃止時には社会復帰するには余りにも遅すぎた。今は早朝の散歩を日課とされ、ゲートボールの腕前は高く青森県代表として、全国大会にも参加されている。とても八〇歳を過ぎているとは思えない若々しい方である。「お骨になったときは故郷に帰る」と準備をされている。後遺症は殆どなく早期に退所できた方であったと思う。田中さんにとっては、正に残酷な「らい予防法」であったのだ。

二〇〇九年末、桂田さんは北海道へ、「ハンセン病検証会議設置」の申し入れを行い、会議開催の運びとなりこの会議の構成メンバーとして活動している。これにより北海道に於けるハンセン病対策の実態が、明確になることが期待されている。

生い立ちと発病

私は大正一三年道南の片田舎で生まれ育ちました。四人弟妹の長男でした。小学校五年生の時、ソロバン競技で駅のある町まで行き、旧国鉄職員の着ている服、特に切符を売っている職員の着ている服を見て、私も国鉄職員になろうと憧れたのです。小学校を卒業しても受験できる迄は四年間もありました。日中は材木工場で働き、夜一二時、時には一時頃まで勉強しました。私なりに努力してやっと受験でき運良く合格し、念願の国鉄職員となり二年後に昇任試験に合格し、五年生の時に夢見た服を着れることになり、大沼駅に三年勤め、その後ある駅で乗車券売りをしておりました。

昭和二七年七月下旬頃より体調が悪く、些細なミスをすることがありました。ある日、助役さんより、「桂田君、ミスをすることのなかった君がミスをするようになり、元気もないが明日病院に行きなさい」と言われ、国立函館病院で診察を受け診察室を出ようとしたとき、隣の診察室で診察していた先生が入ってきました。私を診察していた先生が、ほんの少しの間席を立ちましたので話し合いに行かれたのでしょう。二人の先生の話し合いの中で、「レプラ」と言う言葉が私の耳に入りました。そのとき目の前が真っ暗になり、どうして待合室の椅子に腰掛けたのか全く解かりませんでした。

三年前、私の駅から患者さんが群馬県草津にある、「栗生楽泉園」に貨物車に乗せられて行きました。そのとき道庁の係りの方が医師同士では、「らい病のことをレプラと言う」と教えてくれましたので知っていました。待合室に一時間程も座っており、帰りたくない、このまま何処かへ消えてしまいたい気持ちでした。しかし家族のことを考えると、それまでの度胸はありませんでした。

電車、列車を乗り継いで職場近くまで来たとき、自然に足が止まりました。消毒の匂いがしたからです。病院より保健所を通して連絡があったのでしょう。駅に入ると同時に助役さんより、「桂田君、自分のものを全部持って明日から休養しなさい」と言われたとき、憧れて入った国鉄職員の勤めもこれで最後かと思った瞬間、涙が出て止まりませんでした。誰に挨拶また礼を述べることなく、逃げるように駅を出ました。我が家近くになったとき、駅の消毒の匂いとは全く異なり鼻をつまみたくなる程の臭いと、保健所職員の心ない消毒量の散布に腹立たしさを感じました。我が家に入っても保健所の方が説明して消毒したものと思い、私は何も言わず自分の部屋に入りましたが、家族の者たちは皆泣いていました。皆に申し訳ないとは思っても、話をする気力さえ失っておりました。

その翌日からが大変でした。私の病気のことが町内中の噂となり、「犯罪者でも刑期が終われば帰られるが、青森に送られた者は一生帰ることが出来ない」ということが、中学三年生の妹に町内の方々が色々と尾ひれを付けて言うらしく、妹の口から家族の者に伝えられます。私の家の横に共同の飲料用の井戸がありましたので、付近の人たちは異常なほど恐れたらしく、常日頃言葉を交わす方々でも、家族と道路で会っても横を向いて歩き、そんなことで家族の者は買い物にも出られず、バスに乗って遠くに買い物に行っておりました。駐在所の警察官が毎日のように見廻りに来ます。なおいっそうの偏見が厳しくなり、我が家に居ても私の居場所がありません。三日目には、上の妹が家出をしてしまいました。松丘保養園の居室の関係があったようで、私の青森行きは少し遅れました。

保健所より、「八月一四日、青森に行きます」と連絡があったときはほっとしました。町内の者が言うように、一生帰れなくとも致し方ない。家族に肩身の狭い生活から開放させてやりたい、と同時に私もこの辛さから逃れたいと思いました。出発の当日母から、「子供たちが全部家出しても近所付き合いが無くなっても、私一人になってもお前の帰ってくる日を待っているから、早く帰って来てくれ」と涙ながらに送ってくれました。そのときの私の切なさ、いま思い出しても涙が出ます。

松丘保養園への入所

昭和二七年八月一四日、保健所の車で函館駅へ行き、貨物ホームから連絡船底の貨物車と同様、船底に入れられました。青森に着いても普通のお客のホームでなく、貨物ホームから松丘保養園に行き、検査のために面会所に三泊し、四日目に六畳間二名の部屋に入所が決定しました。ちょうどお盆でもあり入所者の皆さんは、夜になると面会所前の広場に集まって盆踊りで賑わっていました。病気の皆さんが、何が楽しくて踊っているのか、私には到底理解できませんでした。

入所後二ヶ月ほど何をすることもなく過ごし、公園に登っては連絡船を見ながら、いつになったら帰れるのかと思う度に涙が出てくる。妻を呼んで離婚届に印鑑を押した手が震えているのに気がついた。妻には本当に申し訳なく思いました。若い身空で、わずか一年二ヶ月で離婚。私自身も辛かったが、彼女は私の何倍も辛い哀しいことであったと思う。二人とも涙ながらに別れたのが最後でした。

入所二ヶ月後、自治会の人事をされている方より、「あなたも入所して二ヶ月にもなるので、園内作業に出るように」と申し渡されました。昭和二七年は、強制労働の名残りがあり、病棟（一般病室）には看護婦が一人もおりませんでした。道庁の担当者が、「二、三年で帰れる」といった言葉を思い出して、騙されたものと思った。私は「らい予防法」があることを微塵も知らなかった。私の初めての作業は、重症者の看護、後遺症の重い方々の入居されている寮舎でした。自分も患者でありながら、患者さんにお茶、食事の用意に恐る恐る近寄ったものでした。今思うと申し訳なかったと思っている。昭和二七年一一月に病棟に看護婦さん三名配置されましたが、依然として患者が患者を看護する作業は何らの変化もありませんでした。

その後、私は国鉄で事務をやってきたということもあったのか、一二月に自治会の書記として勤めることになった。翌二八年六月二〇日、プロミンという新薬によって治る病でありながら、厚生省は一向に「癩予防法」の廃止に耳を傾けてくれない。業をにやした全国立一三園は総決起大会を開き、代表を密かに東京に送り、松丘の場合は病棟の作業放棄三名の方がハンストも行った。結果は、外部より初めて作業される方が園内に足を踏み入れることとなり、直接われわれ患者と触れ合うことになり、それが今日多数の介護員として採用されることになったものと思います。

この「癩予防法」廃止闘争は、各園から代表者の皆さんが厚生省、国会議員等の陳情、参議院宿舎の通用門横にテントを張り、座り込みをすること二週間、大変なことであったと思います。八月七日に作業放棄が解除される。闘争の結果国会議員の付帯決議事項、九項目を現予防法の中に挿入され、新しい「らい予防法」として、昭和二八年八月一五日に公布されました。その九項目の中に、園長が外出を認めた者には証明書が発行され、外出が出来るようになったのです。

故郷への一時帰省―家族のこと―

私がハンセン病と診断された当時、町内の偏見と差別が厳しかったので、家族の者たちが毎日、肩身の狭い思いで生活していると思い、昭和二九年一〇月上旬に、外出証明書を持参して一時帰省を致しました。母の喜びようは大変なものでした。近所の人は、「青森に行ったら一生帰れない」という偏見の噂をはらすためでもあった。母は私の友人に早速電話をかけて、彼もまた快く私の家に来てくれた。本当に嬉しかった。今でもその時の様子は、脳裏に浮かんでくる。私の勤めた三公社の職場は、職場が違っても共済組合より五カ年間、毎年私に「早く帰ってくるように、あなたの椅子を空けて待っている」というお便りを頂き、本当に嬉しくできることなら帰りたかった。

私が入所後二年程で、世が世なら当然、弟が親の面倒を見てくれ、五代目の桂田家を継いでくれると思った大工の弟が、「この町では仕事をさせてもらえない」ということで、東京へ出て行きました。東京に行った弟から、「結婚する」とのハガキ一枚届き、その後手紙を出しても住所不明と戻されてきました。未だに音信不通になり、私はもう諦めました。

両親と妹の生活が心配でしたが、私は病欠ということで月給の八割が毎月三年間支給されましたので、どうやら妹を高校に進学させ、家計も細々ながら生活できたようでした。その後父も亡くなり妹も理解ある方と結婚し、私が一四年間勤めた旧国鉄から一時金と退職金が支給され、その金で古い家ではありましたが買い求め、家族はそこで生活して頂きましたが、妹の夫の仕事の関係上、神奈川県川崎市に移転いたしました。私の家には入る者もありませんでしたので、折角買い求めた古い家ではあっても解体することになりました。この時の私の気持ちは何とも言いようもない、淋しさ悔しさが胸一杯でした。この古い家でも私の唯一つの財産でした。一四年間苦労して勤めて頂いたお金が、一瞬にして消え去ったと思うと涙が出ました。

松丘保養園での生活―啓発運動のこと―

その後、自治会の勤めは事業部に変わり、強制労働によって行われていた農事、養豚、養牛の作業は、そのまま自治会に引き継がれた形で、自治会の収入源として作業希望者に依って作業が続けられることとなった。私はその指示を部長より受け作業者に伝えることと、事務を行うことになった。この事業によって得た収入は、入所者の慰労金、その他色々な方面に支出される、自治会としては無くてはならない事業でした。

昭和二九年九月、私は園内結婚をしました。その翌日午前中に、手術台に乗せられ断種手術をされた。これほど恥ずかしいことを、私は初めて体験した。昭和二九年六月二〇日に病棟看護業務を患者作業から職員に切り替え、看護婦一六名が交代で看護を行うことになった。私は自治会事務所と売店経営と合わせて三十四、五年間、自治会の業務に関わったことになる。

時代は変わり昭和四三年九月、北海道道民会の第一回里帰りが実施された。外出が可能になってからは、自治会事業も人手不足となり廃止せざるを得なくなった。

平成一三年五月一一日、熊本地裁に於いて国賠訴訟の勝訴にも関わらず、地元菊池恵楓園では入所者宿泊拒否事件は、今も偏見と差別が厳しく残されており、今後の啓発運動がなおいっそう強力に押しすすめるべきであると思う。

母の死

昭和二八年の予防法廃止闘争の後、この法が廃止されていたならば、両親との再生活が出来たかもしれません。母を妹夫婦にお願いして生活を共にして頂きましたが、厄介者を背負い込んだ夫と不仲になり結局は離婚。妹はあまり健康でなかったが、母と二人で食うために水産加工場、また温泉旅館の給食係りとして働き、母の面倒をみてくれました。妹には母が亡くなった現在でも頭が上がりません。

母も川崎への往復で体調が優れず、入院させておりましたが、母が亡くなる一カ月前、何となく面会に行きますと大変喜んでくれました。私の顔を自分の額に引き付けて、「私が死んだら子供たちを頼む」と、遺言めいたことを話してくれました。母は老衰のため、看護婦さん、先生にも妹にも看取られず静かにこの世を去りました。母の話したことは遺言と思って三年がかりで全うしました。母もあの世とやらで、喜んでくれているものと思っています。私の帰ることのみ待ち望み、九八歳まで生き長らえてくれた母に感謝しております。私は二人の妹が健在でいるうちに、両親の元に送って欲しいものと思っております。白骨となっても、療養所の納骨堂には入っていたくはありません。弟の帰ることは諦めました。そのためにお墓の管理費もお寺の位牌同の管理費を四〇年まで前納いたしました。しかし、それ以後お墓も取り壊され位牌堂も無くなり、無縁仏として処理されるであろうと思うとき、年と共に眠れない夜を過ごしてしまうことも多くなりました。

国賠訴訟勝訴

平成八年、当時の厚生大臣菅直人さんによって、「らい予防法」は廃止され、入所者の人権の尊厳が確立され、我われにも一人の人間として認められたわけです。しかし、私には心から嬉しいと喜べなかった。余りにも遅すぎた、反対に悔しい思いでした。平成一三年の熊本地裁の国家賠償訴訟の勝訴も皆さんのように喜びもありませんでした。反対に悲しさがこみ上げてくるばかりでした。余りにも遅すぎた「らい予防法」の廃止によって、私の一族は全てを失ったような思いをしております。しかし、国の誤りを指摘した熊本判決によって、「人間として誰にはばかることもない」ということだけは喜びとしたいと思います。

熊本地裁の判決文の中に記されているように、「この法律は昭和四〇年迄には廃止されるべきであった」と明文化されております。私は母と一〇日でも一カ月でも一緒に生活してやりたかった。それが出来ず残念に思っています。父は早く亡くなり、母は私の帰ることのみを信じて九八歳までも長生きしてくれました。私の過去の損失は計り知れないものがあります。私は亡き母の遺影に、毎朝お水を供えて手を合わせ、帰れなかったことをお詫びしております。遺影の中から、「よしよし」と許してくれる母の声が聞こえるような錯覚を覚えることもあります。熊本地裁の勝訴により、補償金の支給も受けましたが、ご遺族の中には家族の事情から名乗り出る事を恐れて、その請求さえ断念せざるを得ない遺族の方もおられます。本当にお気の毒に思います。そこで北海道知事に次のように、北海道ハンセン病検証会議設置を申し入れました。

北海道知事　高橋はるみ様

私は国立療養所松丘保養園に昭和二七年隔離収容され、五七年間生活しております。隔離政策は二〇〇一年に熊本地裁において違憲判決が出ましたが、今日までも差別と偏見さらに後遺症、高齢化のため、北海道に戻ることが出来ず療養所で暮らしております。道内にハンセン病患者がいて、行政、マスコミ、警察が一体となって、療養所に隔離する運動が起こったとき、北海道には療養所がありませんので、道内の人々に被害の実態が明らかにされておりません。私たちは平均年齢八〇歳前後と高齢化が進み、生き証人が次々とこの世から去って逝きます。他の県では検証会議を作り、実態調査をして報告書をつくり発表されております、現在大阪府、京都府も検証されていると伺っております。

この人権侵害が放置され、忘れ去られたまま、故里にも帰れず死んでいくのは余りにも悲しいと思います。北海道に於いても検証会議をつくり、実態を明らかにしてほしいと願っております。私たちには残された時間がありません。北海道出身者は三八名、ここ松丘には二〇名、他の皆さんは五カ所の療養所で暮らしております。ハンセン病問題は、絶対に風化させてはならないものと思い、活字として後世までも残して欲しいと思っております。

二〇〇九年九月一日　　桂田祥博

十 「ハンセン病患者として生きた私の半生―苦難の果てに得た私の幸せ―」

佐々洋子（多磨全生園）

（昭和二九年、松丘保養園入所　入所時一八歳）

〔語り手のプロフィール〕

私と洋子さんとの出会いは、平成一四（二〇〇二）年、北海道が主催した「里帰り事業」の時に、ボランティアとして参加した日だった。前日、堀知事からの謝罪を受けていたこともあってか、参加された皆さんの表情がとても明るいのが印象的だった。宿泊先のホテルからバスに同乗し、北海道開拓記念館を見学し、昼食を「羊が丘展望台」で、一緒のテーブルでとったのが、洋子さんとの初めての出会いであった。ご主人と一緒の洋子さんは、片足が義足であることを全く感じさせない足どりで、とても明るく幸せそうな姿に感激した。故郷の空気を感じ、懐かしい草花を眼にした彼女は、初対面の私ともすぐにうちとけ、左手首のリストカットもさりげなく見せてくれるのだった。

平成一五年九月、ボランティアのメンバーと多磨全生園に伺い、ご夫妻と栗生楽泉園へもご一緒した。夫の兄の特別病室と称された「重監房」における凄惨な獄死の様子を知り衝撃を受ける。平成一七年三月桜と菜の花の美しい季節、同年九月と取材のための訪問を重ねた。療養所内で洋子さんと散策していると、入所者の方が「妹さんですか」と必ず声をかけられる。私はいつも「はい、そうです」と答え、仮の妹になりすましている。身内の方の訪問のない洋子さんにとって、ボランティアの私たちを身内のように思い、歓迎して下さる。中学、高校を十勝で過ごした私は、彼女をとても身近に感じている。だが、洋子さんが園で声をかけられるときは別な名前で呼ばれているのです。洋子さんの名は園名だったのです。平成一六年九月今回初めて実名を伺いました。これがかつての療養所の実態の名残なのでしょう。夫のKさんは囲碁を趣味とし、その実力はかなりのようです。洋子さんの手料理を手放しでほめる温厚な方で、二人は本当にお似合いのご夫婦です。

幼少の頃から弟妹の面倒を見て親代わりをし、苦労をしただけ精神的には早く大人にならざるを得なかったのでしょう。襲いくるいじめ、虐待、暴行、自殺の誘惑、患者作業等、どんなにか苦しい切ない思いをしたかと思うと聴きながら、書きながら絶句し落涙することもしばしばだった。彼女はその苦労を全く感じさせない明るさ、優しさ、そして思いやりにあふれた、とても素敵な女性です。苦難の涯にたどり着いた彼女の幸せです。「今が、私の人生で一番幸せなときです。生きていてよかった。頑張って生きてよかった」という言葉が、本当に実感を持って伝わります。

この夏、私自身の第二の故郷でもある十勝を訪問し、彼女の住んでいた町も通過した。日本で一番空の美しいといわれる広大な十勝平野。家族にこの病さえなければ、十勝連峰が連なり冬は日高おろしの吹く厳しい厳寒の地でもあるが、この肥沃な大地に開拓農家の末裔として、平和な家庭を築くことができたはずです。それが彼女の夢だったといい、故郷への想いを今も胸に抱いている。彼女の入所時にはすでにプロミン治療も始まり、もはや不治の病でなくなっていた。近くで適切な医療を受けることが出来、偏見差別のない社会だったら、この入所は不要であり後障害も進まなかっただろう。「らい予防法」この法律のため、幾万の患者、そしてその家族が、辛酸を嘗めなければならなかったことか。未だに実の妹さんとは公に会うことの躊躇いがあり、これが彼女の人生の現実なのです。

平成一六年九月、取材訪問でお会いした栗生落泉園自治会長・藤田三四郎さんは、「人生には絶望ということはありえない」と語っておられた言葉を、重く受け止めている。

生い立ち

私は今ハンセン病者として生きた半生を思い、これは私に与えられた宿命と思っています。何度も命を失いかけ、それでも今この命があることに感謝し、あの時死なないでよかったという思いでいっぱいです。私の人生で今が一番幸せなときです。今は、ハンセン病であったことに感謝しています。

私は昭和一一年、北海道の十勝管内M町で生まれました。父は明治四三年生まれ、開拓農家の一三人兄弟の次男でした。祖父は明治一七年、福井県勝山から海の穏やかな日に津軽海峡をわたり、北海道に祖母と共に入植したと聞いています。最初、野幌に入り少し切り開きましたが、水田をやめ、翌年の明治一八年十勝に移住しました。

開拓の始めのころは、機械の全く無い時代でしたから、全て人力で開拓の鍬を入れたわけです。細い木を鋸で切り、それらは家の周囲に積んで燃料の薪にし、そのあと木の根っこを掘り耕地を広げていったようです。その後周囲も開けてきました。しばらくしてから樺太から連れてきたという馬を買い、かなりの畑地を開墾したようです。

祖父からは、昔ハンセン病者は、おもらい（乞食）をしていたという話を聞かされました。祭りのときなど板で車を作りそれに乗り、木製のお椀を持っておもらいをしていたそうです。そのとき手を見せたそうです。手を治すのには蜂の巣をつけると、とてもよく治ったという話も聞きました。

父のこと、そして父の死

私の父は開拓農家の次男坊で、分家をして農業をしていましたが、暫くしてから馬喰うの仕事をしていました。馬喰うの仕事は馬の売買で競走馬か、農耕馬か見分ける仕事のようでした。父は背が高くやせており、早くに軍隊に行っていたようです。昭和四、五年頃、旭川の騎兵隊に所属していましたが、落馬する事故に遭いその後、腸ねん転を起こし家に帰されました。病気の回復はかばかしくなく、その後寝たり起きたりの状態になりました。父の看病は、祖母がしておりましたが、私も尿器を使い父の排尿や、食事の世話など看病をしました。人生の基本的な大事な教えは、父から受けました。

父は、「兄ちゃんは頼りにならないから、畑のことはお前がやりなさい」と言われました。農作業の手順、肥料のことなど教えてくれました。しかし寝たきりだった父は、終戦の昭和二〇年八月一五日から九月一五日まで断食をしました。一六日から容態が悪くなり、「水をくれや。りんごが食べたい」と言いました。祖母は、「かあちゃん、どこかに行って探してきてくれ、近くの温泉にでもあるかもしれないから」その時は母も家にいました。やっと家のりんご箱の籾殻の中から出てきた茶色になったりんごは、ほんの少ししか食べるところがありません。その小さな三日月くらいのりんごをさじでつぶし、祖母が少し食べさせると、「あー、りんごだなあー、うまいなー」と、今度は、「おかゆがたべたい」というので近くの伯母の家から米をスプーン一つくらいもらってきて、七輪で火をおこし重湯を作りました。父は、「あーうまいな、やっぱり米の匂いだ。うまいなあー」「あれが食べたい、これが食べたいとわがまま言ってすまないなあ」と言いました。

その夜、父は容態が悪くなっていたのですが父が、「そこにいるのは、どうか。お前、ちょっと来いや」と言うと、「とうちゃんはもういかんで。弟や妹を大切にしてくれ。あれらは不憫な子だから、父代わり母代わりになって育ててくれないか。自分が働いて食わなきゃならないと自覚するまで、面倒を見てやってくれ、お前も痛いところが多くて大変だろうが頼む。弟や妹が一人前になったらお前は自由になって、人に迷惑をかけないで頑張って生きてくれ」というのが、父の遺言でした。父は翌日、祖母の膝で抱かれるようにして、亡くなりました。私が九歳のときで、父は三六歳の若さでした。あとでわかったことですが、父は身体が弱ってからハンセン病特有の症状の斑紋や熱こぶが出てきたようでした。身体が思うようにならなかったのも、この病気のためもあったようです。

父との思い出話は、よく干支の話をしてくれたことです。「人と付き合うときは、その人の干支が何かを知ることは大切なことだよ。干支を知って付き合いなさい」といわれ、「お前はねずみ年生まれだから、猫に追われているからいつもちょろちょろしているんだ」「お前は父ちゃんの代わりに、二十日鼠のように働き、弟妹たちを育てなさい」と言われました。

母は、父が亡くなると家を出てしまいました。残された子供五人が働き手にならなければなりませんでした。弟たちは、「三角小屋でもいいから建てて、兄ちゃんと別に暮らそう」といいましたが、そんなことは出来るはずもありません。農業は祖父も手伝ってくれましたが、アイヌの隣人からもずいぶん助けられました。祖父は昭和二六年に亡くなりましたが、亡くなる数年前、馬に乗っていてバスとぶつかり失明してしまいました。眼球に砂利が刺さり、病院では注射もしないで両眼を抜いてしまったそうです。眼が見えなくなってからも、手探りでも上手に農作業を手伝ってくれる祖父でした。父が亡くなってから、祖母はほとんど我が家には来ませんでした。

母のこと

私の母は福井の人で成長してから京都に出たようです。祖母の妹が京都で風呂屋をやっており、そこを手伝っていたようです。着物を縫ったりするのはとても上手でした。父とは遠い従兄妹にあたり、母は多分だまされて結婚させられたのだと思います。農家の仕事は余りせず、出来た豆類を売り歩く行商をしており、家には余りいない母でした。母がどこにいるかわからずに、弟妹と捜し歩いたことも度々ありました。身勝手な母でした。

弟妹二人とは父が違います。父が寝たきりで、母があちこち遊び歩いていた行商中に、出来た子供のようです。本人たちはそのことを知りません。父はそのことを知っておりましたが、顔をそむけ泣いていたようです。家にいたときも、時々夜になると男が、「ホー、ホー」と、ふくろうの鳴きまねをして母を呼びにくるのです。私は何とか母を外に出さないようにと物音を立てたり、出口に杠に釘を沢山打った板を並べ、出かけると釘を踏み出かけられなくなることを願いました。小さい弟や妹が母が夜中にいないと寂しがり泣くのです。どんな親でも、子供にとって親は親なのです。いつかは、裸足で母の後をつけたこともありました。「この野郎、何をさとってついて来るんだ」と罵倒されました。相手の男は伯母の夫でした。伯母は遠くで赤ちゃんを抱いて泣いておりました。母は夜になると出歩くのです。でも私は母への憎しみはありません。自分を生んでくれた大切なたった一人の母だからです。散々母には泣かされ続け、いまだに悩まされるとは思っていませんでした。こつこつためた私のお金をねだる人でした。その母は今、S市近郊の病院に寝たきりの状態で生きております。

兄弟・妹のこと

父が亡くなったとき兄一四歳、私が九歳、弟は中学生、妹二人は小学生でした。兄は祖母に溺愛されていました。祖母は、「男が働くと体が弱るから」といい、全く家のことはさせずに育ちました。しかし、弟妹をいじめることは想像をこえるひどいものでした。弟も妹も兄から頭を叩かれ、穴の開くような大怪我を二度もさせられました。一度は妹が小豆の草取りの最中に間違って小豆を切ってしまい急いで土の中に隠したのをみとがめ、草取りの柄で妹の頭を思い切り叩いたのでした。妹の頭からは血が流れ顔にまで滴り落ちました。「巡査に行くー」と妹は泣き叫びました。しかし警察に行くと色々調べられ、私の病気のこともわかってしまうのを恐れ、何とかなだめすかし、オオバコで血止めの応急手当をし、血だらけの顔で実家に行きました。祖母は、「兄の言うことを聞かないから、叩かれるんだ」とそれでも兄をかばう始末でした。

また弟は、零下三〇度の厳冬期に兄から鮭の密漁がうまくいかなかったことをなじられ、「このかいしょなし」と、直径三センチ位のカチカチに凍りついたロープで、腿の後ろを思い切り叩きつけられその傷跡はみみずばれに腫れあがり、動けなくなるような大怪我をしました。当時、鮭の密漁は監視員の目をかいくぐり、引っ掛け針で鮭を取るのですが、宿屋の火鉢の中の火箸がよく無くなるといわれました。それは、火箸を鍛冶屋に持っていき引っ掛け針に作ってもらうわけです。弟は、その針も鮭も監視員に取られてしまったのです。「どうして、川に入って首だけ出して隠れていなかったんだ」と兄は言っても、寒中に川に入れば命の方が危ない季節です。そんなことは出来るはずもありません。

兄の虐待はそれはひどいものでしたが、誰もかばってくれるものはありませんでした。弟妹みんなが家の外に追い出されたことがありました。外のムロの中でカマスに弟妹たちを入れ、凍傷になりながら何日も寝たことがありました。みんなやせていたのでカマスの中にUの字になりは入れました。ジャガイモや大根の上に寝るのは大変なことです。兄はそれも許さず、ムロにも入らせないように監視するようになり、仕方なく他所の家の燕麦の藁の中で寝たこともあります。弟妹たちは、朝ごはんも食べずに学校に行ったこともありました。兄は空腹になると一人で本家に行って食べてくるのです。

また父が亡くなる前に、「一度、土の上に立ってみたいな。雪を切って土を出してくれ」と兄に頼むと、

「早く死んでしまえばいい」と父に対しても悪口を言う有様でした。兄もこの病気（ハンセン病）なのですが、特に私の病気を毛嫌いしていました。

昭和二八年頃まで弟妹は、「兄を殺そうか、母ちゃんを殺そうか」と言っておりました。その頃、母はお金が無くなると帰ってきました。母もあるとき兄にスコップで肩を叩かれ肩の関節が外れたか、折れたかの大怪我をさせられました。季節の変わり目にはそこが疼くようで、病院代が無くなると兄のところにせびりに来るのです。それでもいつか母が札幌で具合が悪くなり、兄が迎えに行ったことがあります。やはり母さん子だったのです。私なら多分迎えに行かなかったと思います。私は今も兄に対してだけは、許すことの出来ない感情をいまだに持っています。

幼少から—母代わり—

私が生まれた昭和一一年六月、生後七日目でわが家が火事になり全焼しました。掘っ立て小屋では赤ん坊は育てられないので、私は本家の祖母の家に預けられ、そこで伯母に四歳頃まで育てられました。その為か、母は私に対して自分の子に対するような愛情を、感じることが出来なかったようでした。「これは本家の子だから」と言うのが、口癖でした。母は私が憎かったのだと思います。五歳のころ、我が家の生活の糧である豆類を持ち出し、売り歩き遊び歩く母に、「そんなことをしないで、家にいて父さんの面倒を見て」というと「こんなこまっちゃくれが、お前が好きで面倒みているんだろう」といい、雪の中にほうり投げられたこともありました。サラサラな雪が物干しの桟のあたりまで積もっていました。体の小さかった私は雪をかいても、かいても中々出られずやっとのおもいで、縁側にたどり着きました。母は私の襟首をつかまえ引きずり上げられ、ようやく家に入った記憶があります。父は病弱で、母は遊び人だったので暮らしは貧しく、貧乏のどん底生活でした。私は小さいときから弟妹の母親代わりをしていたようなものでした。父の看病、百姓そして小さい妹のオムツ洗いもしました。洗濯は病気のためもあって手が痛くなり、辛くなり私は母に、「行商をやめて、妹たちの面倒を見て」と言うと、「誰のおかげでおまんまを食べているんだ」と、叩かれる有様でした。

戦前、戦後の食糧難の時代でもあり、当時食べられるものは何でも食べました。小麦、燕麦、かぼちゃ、ジャガイモ、売り物にならない豆類、そしていなきびなどを食べました。祖父の兄からも食糧の援助を受けていたようです。種を送ってもらい陸稲も作ったようですが許可にならなかったようです。山菜は、西洋タンポポ、アイヌねぎ、ふき、やちぶきや、いたどりの新芽、山葡萄の新芽、すっかんこなども食べました。西洋タンポポは生で食べるのですがとても美味しいのです。育ち盛りの弟妹のことを考え、川からとったからす貝も貴重な蛋白源として食べさせました。故郷の札内川は、水門を通ってくる湧き水があり今も日本で四番目にきれいな川といわれています。

今だから話せることですが、あるときは空腹で親戚の真桑瓜（あじうり）畑に行き、盗んで食べたりもしました。夜具といえば布団とは名ばかりのもので、四隅に綿が少しある程度のものでした。わらを編んでむしろを作り、それをかけて寒さをしのぎながら、肩を寄せ合い寝ていました。また、亜炭や、流木を拾って自宅の燃料にしたりもしました。家に五右衛門風呂があったのですが、兄はフロを立てさせないので、拾った亜炭や流木を近くの温泉に持って行き、それで温泉に入れさせてもらいました。

病気のこと、そして小学校入学

父と祖父、伯母、兄と私の五人がこの病気だったのです。私が、小学校一年生のとき先生に、「遠足に行くよ」と言われましたが、足が重く皆についていくことが出来ませんでした。そのうちに、左腕から左手の小指や薬指も痛むようになりました。夜も眠れないくらいでした。本家に行き、そのことを話すと祖父は、「お前もなったか」と言われました。「手が曲がるまで痛むんだ」と言われました。私が手を痛がるとスネーク芋（蛇芋）を山から掘ってきてそれをすりおろし、小麦粉に酢を入れシップをつくり貼ってくれました。この民間療法は貼っているうちに、病むところが温まり痛みが和らぐのでした。祖父は、この病気は九〇％遺伝病だと言っておりました。父の読んだ本にも、遺伝病と書かれているといっておりました。父は、「自分の遺言だとおもって聞きなさい」と言い、「血のつながったもの同士の結婚は駄目だ」と天皇家の例も話していました。「弟と妹はこの病気にはならないだろう」と言っていました。

学校の身体検査で、首の後ろに針を刺されているのが分りませんでした。これは、癩病の検査で、神経の感覚があるかどうかの検査です。医者は紙に書いたものを父に渡すように言われました。先生方はコソコソと何かを話しており、それがとても嫌で、その日は早引きをしました。学校では身体が一番小さいほうでした。「前ならえ」をしなさいといわれても寒いと、手が上がらない状態でした。小学校の二年生になると、友達からも仲間外れにされるようになりました。「あんたにさわるんでない」さわられると、「ほろいなさい」とか、言われました。遠足のときは、足が痛いのでいつも不参加でした。本家が学校の隣だったので、いつもそこに行っていました。私の友達といえばアイヌの子と、朝鮮人の子でした。いじめられると、朝鮮人の子はチマチョゴリの中に隠してくれました。学校での当番係りは、便所掃除とごみなげをいいつけられました。それでも我慢しました。ゴミ箱に投げてあった小さな鉛筆を拾い、それを使っていたら泥棒扱いされたこともありました。運動会のときは弁当も作って貰えず、祖母は兄にだけは食べさせ私たちには、「待ってろ」と言い食べさせてくれずに、弟と妹と泣きながら帰ったこともあり、悲しい思い出の学校生活でした。

でも四年生までのI先生は、とても優しい先生でした。五年生になると担任が変わりました。手に火傷をするといつまでも傷が治らないので水泡が出来、包帯が汚れてしまいます。それが汚らしく思われたのでしょう。校長先生に相談に行ったこともありました。火傷には、「ともえざるべ」がよく効くからと教えてくれたことが、何故か今でも記憶にあります。五年生の担任の先生は、「お前は、出て行け」といわれ、それで学校には行けなくなりました。私は小学校の四年までしか修了することができませんでした。あまりいじめがひどいので、「こんな学校なきゃいい」と思ったこともあります。学校に火をつけたいと本気に思いマッチを持っていったこともありました。でも火をつけると隣りは本家でしたので、本家も焼けると困ると思いとどまりました。

その後は学校の外から教室をのぞいて黒板を書き写したり、友達が帳面を写させてくれたこともありました。父は私に、「勉強するにこしたことはないから、勉強しなさい」「頭にそろばんと帳面を置いて、暗算をおぼえなさい」等と言ってくれました。鉛筆も思うように買えない時代でしたので、細い電池を拾って帰ると父は、電池を畳針でかっちゃくと三、四センチの芯が出てくるので、その芯を太目の葦の中に入れ、テグスで縛り鉛筆代わりを作ってくれました。帳面代わりには柾を使って、裏表に書いて勉強したものでした。父から漢字を習ったりしていましたが、間もなく父は他界してしまいました。

担任のI先生のこと

その後、私をかばってくれた優しいI先生が、結核で療養所に入所したことを知りました。隣町の結核療養所まで何里もの道を、背中にはトーキビとジャガイモを背負い、先生に会いたい一心で、歩いて訪ねにいきました。療養所の外から、「先生、先生」と呼ぶと、二階のほうから先生は顔を出してくれました。「いま、守衛さんにお願いして話の出来るところまで降りていくから」といい、降りて窓越しに話をしてくれました。私は、「先生、これを食べて早く良くなってください」と背負ってきたトーキビとジャガイモを守衛さんに渡すと、先生はとても喜んでくれました。先生は、「あなたの病気は大したことないから、頑張って生きなさい」と励ましてくれました。後で調理員のおばさんが、「先生がとても喜んでいました」と聞きました。やさしいI先生との思い出です。

保健所職員の訪問

私の病気のことで、保健所の人が毎年尋ねてくるようになりました。それは恐ろしく身を潜めて暮らしていました。年に二回、六月と九月にきました。外が見える場所をと、自宅の床の間に錐で穴を開け職員が来るのがわかると、畳を上げて床下に隠れていました。保健所の職員は白衣を着て、消毒用の噴霧器を持参しやって来るのでした。いつも保健所の人に見つからないように、おびえながら暮らしていました。

自宅での病気の治療

昭和二二年ころ、父方の伯母さんが、多磨全生園の林芳信医長を訪ねて、紹介状を書いてもらいました。林先生と馬場先生からプロミン使用の証明書を書いてもらい、プロミンを直接、大阪の製薬会社から送ってもらったのです。伯母と兄と私の三人分が送られてきました。注射は伯母さんに四年間くらい一日おきに五CCの皮下注射をしてもらいました。これはとても痛い注射です。静脈注射だと三〜四秒で尿に出てしまうので、皮下注射のほうが効果があると言われました。注射の効果はとても著しいものがありました。大風子油の注射も週三回くらいしていましたが、一年位で止めました。

自殺未遂事件

学校でもいじめられ、家にいても私の病気を嫌った兄に徹底的にいじめられました。昭和二六年、兄はふすま越しに新千円札の上に印鑑をのせ、「父さんのところに行きたくないか」と、自殺をそそのかされました。薬局で、「兄が眠れないので」ということを口実に、睡眠薬ブロバリンを二箱買い、自殺を決意しました。水を多く飲むと薬の効果が薄れるといわれていたので、少しの水で飲み始めました。一箱飲み終えたところで、私は意識を失ってしまいました。弟と妹に発見され、漏斗でたくさんの水を飲まされ、何回も吐かされました。何日くらい意識不明が続いたかは、よくわかりませんが一命は取り留めました。ブロバリンで、死に損なってからも自殺の誘惑は、たびたびありました。行火に縄をくりつけ体に縛り川に飛び込もうともしました。弟や妹は私の自殺を警戒しており、そのときも弟に助けられました。手首を切ってもう少しで動脈というところで、学校を早退した妹に発見されました。私は何度も死に損ないました。

らい療養所入所の決意

弟妹が自分の病気のことで、絶えずいじめられていました。近隣からも病気のことで、嫌われていました。「汚い、国の恥だ」などと言われました。「一八歳になっても嫁に行かないのは、病気なのか」などという、嫌がらせも言われるようになりました。このまま家にいては、弟妹たちに良いことはないとおもい、私は青森にあるという療養所に行くことを決意しました。妹のN子と、弟のたーちゃんには、「母さんを助けてあげてね。いつか必ず会えるから」となだめました。本家に行き、入所の話をすると祖母は、「そんなところに入るのは親戚の恥さらしだ。そんなところに行く位なら山の中に行き穴を掘ってそこに入って入滅したらいい」といわれました。祖母はとても気性のはげしい人でした。

昭和二九年九月、療養所行きを決意した私は、兄の枕の下からお金を持ち出し、夜中に風呂敷包みをつくり、家族に気付かれないようにそっと家を出ました。帯広までの距離はかなりありましたが、途中で近くを通りかかった馬車に乗せてもらいました。当時、母は帯広の旅館にいたので、そこに行きました。

帯広駅で、青森行きを話したらは駅長さんは、「いま、大きな台風が来ているから、日延べをしたほうがいいよ」といわれました。母は、「汽車が走っているのだから、心配ないでしょう」と、駅長さんと笑って話すような母でした。母のところに一泊し翌日、母に見送られ、私は一人で汽車に乗りました。このときも母は遊んでいるようでした。母の別れの言葉は、「もう帰ってこなくていいよ」というせりふでした。

帯広から函館までの汽車に乗っている間中、呼び出しの放送があると自分のことかとドキドキしながら聞いていました。兄のところから百円札を、三〇枚を持ち出したわけですから、気が気ではありませんでした。残してきた弟や妹のことも気がかりでした。

このときの大きな台風は、後に洞爺丸台風といわれ青函連絡船の洞爺丸が、九月二六日、函館港で沈没し、千数百人が死亡するという大惨事になった台風でした。あの日から今年でちょうど五〇年たったのです。駅長さんのアドバイスがなかったら、私はこの船に乗る予定でしたので、ここでも私は命拾いをしたわけです。でも私はまた死に損ない、失敗したと悔しく死に見放されたと、乗船名簿を前にして涙がとめどなく流れました。

昭和二九年九月二九日、函館から青函連絡船の羊蹄丸に乗りました。乗船名簿には住所だけは正しく書きましたが、名前は偽名を書きました。「甲板には上がらないでください」という放送が入りました。

青森駅に着きましたがどのようにして療養所に行ったらよいかわかりません。青森駅に四～五日居たとおもいました。駅長さんが、「まだお迎え、来ないんですか」と声をかけてくれました。当時、情報といえば農家では有線放送ぐらいしかありません、私の家には新聞もラジオも無く、どのようにして療養所へ行くのかも分らず、家を出てきたわけです。

近くの人に思いきって、「療養所へは、どうして行くのですか」と尋ねました。言われたとおり行ってみたら、そこは結核の療養所でした。そのときは、まだ手もあまり悪くなかったので病気のことは知られずにすみました。食べ物といえば、りんご売りから買ったりんごと、牛乳くらいしか食べていなかったので、下痢をしてしまいました。おまけに足を捻挫してしまい、とてもくたびれていて、駅まで戻ったときはもうどうでも良くなれと思いました。幸いお金も少し残っていたので、また連絡船に乗り、船から身を投げようと思いました。でもそれを思いとどまらせたのはここで死ねば、ばばちゃんに叱られるし、みんなに迷惑をかけるという思いでした。

近くにいたほっかむりをした親子に、「人に嫌われる病気の人の入る療養所はどこですか」とたずねると、「あんた何処から来たんだば。あんた患者だば」と松丘保養園を教えてくれました。その親子は親切に古川行きのバスの停留所まで送ってくれたのでした。

青森県松丘保養園での生活

昭和二九年一〇月三日か四日、くたびれ果てた身体でようやく私は松丘保養園に着きました。折からの雨で私はコートもずぶぬれでした。患者事務所に行くと、「お前は誰だ。何処から来たんだ」私は、「北海道から来ました。入所させてください」といいましたら、道民会の会長Hさんを呼んでくれました。「こんなに濡れちゃって、可哀そうに」と面会人宿泊所に連れて行ってくれ、十能に熾きを入れ火鉢に火を入れてくれました。「早く火に当たって、火傷しないかな」と優しく声をかけてくれました。内科のＵ先生が来て、「手も悪いし足も捻挫して。こんなにやせていて本当に一八歳なのかい」と言われました。その日はＨさんのところで寝ました。この道民会のＨさんは、その後松丘保養園時代の私の親代わりのように面倒を見てくれるようになるのです。

Ｈ分館長さんは異動証明がないと駄目といわれました。でも今さら帰ることも出来ないし困っていたら、分館長さんの計らいで札幌の放送局に知り合いがいるので、そこを経由して実家に知られないようにして役場から証明書を取って貰い、ようやく入所することができました。戸籍はその後、弟妹の結婚にも差し障ると思い昭和三七年ころ療養所の住所に移しました。当時、「療養所へ行ったが最後で、殺されて二度と帰って来れないそうだ」という噂が広まっておりました。これは妊娠した産み月近い女性が注射により胎児を殺してしまうという残酷な堕胎の方法がとられており、このようなことが広まったものでしょうか。私も殺されると聞いていましたが、一〇日たっても殺されませんでした。三度の食事に加え、天長節（天皇誕生日）になると、生菓子が出ました。今まで生菓子など食べたことがありませんでしたので、「生菓子は、焼いて食べるのか」と聞いて、お部屋の人に笑われました。この生菓子を、ふるさとの弟や妹に食べさせてやりたいと何度も思いました。

療養所に入ると給与金として五〇〇円くれました。とても嬉しくなりました。でもこのお金は絶対使いたくないと思いました。別に使うところもないし、何とか弟妹を助けたいと思い、お金は母のところへ送りました。

しばらくしてから、道民会のHさんから、付き添いをしないかといわれました。重症者の付き添いをすると、さらに二五〇円が追加されました。付き添いは大変な仕事ですが、私にとっては、人に頼りにされるやりがいのある楽しい仕事でした。でも身体の不自由なおばあさん三人のお世話をしていたときは大変でした。朝は炭火をおこして鉄瓶でお湯を沸かし、三人分の洗面器にお湯を用意し洗面を手伝うところから始まります。小さいときから父の看病をし、百姓をしていましたから、働くことは苦になりませんでした。入所してからは、お金に困ることはありませんでした。私のお金は殆ど弟や妹たちに、仕送りをして学費の助けをしたのです。ほかの若い人のように、洋服を買うとか、遊ぶようなこともありませんでした。それまでの生活がただ働くことだけに明け暮れ、遊ぶことなど知らない生活だったからでしょう。

入所したときは、二八キロの体重が、三〜四年で四〇キロぐらいになり身長も伸びました。周囲の人も、「どうしてそんなに大きくなったの」といわれるくらい大きくなり、びっくりしていました。療養所に入ると三度、三度の食事がきちんととれるようになり、家にいたときよりかえって健康状態が良くなったのでしょう。

カトリックの入信と棄教

松丘保養園では、道民会長のHさんが私の第二の父親代わりのように、面倒を見てくれました。その方がカトリックの信者でした。その導きもあり、私は昭和三二年洗礼を受けました。多磨に来てからも、早朝ミサに盲人の方々を連れて教会に通いました。しかし、日中何人かの家に、お掃除に通ったり忙しくしていた私は、日中のミサには中々行くことが出来ませんでした。狭い環境と人間関係の中で、「教会がいやになったのか」「神様がいやになったのか」などと言われたり、これがカトリックの信者の人の言動かと思うようなことにも出会いました。私は昭和六二年に教会から離れ今は行っておりません。今は仏教のように手を合わせ、すべての人の霊魂と病んでいる人のために祈っています。

知らぬ間の入籍と暴行―下肢切断―

松丘に来てしばらくすると、私より一〇歳くらい年上の人で近づく人がいて、知らない間にその人の籍に入れられていました。その男は私の留守に私の洋服なども勝手に売ってしまい、「てめぇの財産目当てに結婚したんだ」と、いきなり垂木（たるき）で私の頭と肋骨、右足をたたきました。私は恐ろしくなり、夜中にカトリック教会に逃げました。神父さん、分館長、人事部長が来てくれ、そのとき私はその男の籍に入っていることを知りました。

教会の図書館にかくまってもらい、そこで医師の往診を受け注射をしてもらうなどの治療を受けました。自分では、「足は骨折しているなあ」と思いましたが、外科では打撲だといいました。内科の医師は肋骨が折れているから、レントゲン写真をとろうといいました。その時、足の写真も一緒にとってもらい、足も骨折しているのがわかりました。

肋膜炎にもなっているといわれ、ストレプトマイシンの治療も始められました。その後遺症で、今もやや難聴があります。足のほうは県立病院に連絡すると、すぐ切断しないと駄目といわれました。私はもうこれ以上生きていたくない、死ねるならと思い断食をしました。そのときカトリックの信者の方が、「義足が出来るから、また歩けるようになるから」と、私に希望を与えてくれました。足の手術は、昭和四一年七月に受け、一度でよくならず、毎日三九度の発熱が半月も続きました。二度目は昭和四二年三月再度切断手術を受けました。全身の骨が痛くなる思いを何度もしました。当時坂の下に住んでおり、治療棟に歩いて通うのは大変なことでした。足も曲がっており、膿も出ていました。多磨の療養所は平坦なところと聞いていたので、多磨に行けるように自治会から文書を出してくれるようにお願いをしました。

青森から多磨全生園へ

昭和四三年、三二歳のとき私は多磨全生園に来ました。ここは敷地内が平坦なのでスリッパで歩くことが出来ました。曲がっていた足の矯正をお願いし、その治療に一年くらいかかりました。切断した足の痕にはよく胼胝（たこ）が出来ました。それを自分で削るようにメスが二丁与えられました。ほかの方の胼胝も良くきってあげたものでした。義足も次第によくなじむようになり、右の義足は私の大事な足になったのです。

私の指はアカギレや凍傷から、黴菌が入ると化膿し治りません。指の関節をペンチでねじると骨がはずれ、絹糸で縛ると簡単にもげるのです。知覚麻痺のためか痛みはありませんでした。指はたくさん失いました。十勝での農作業や、ここに来てからも毎日掃除に通ったり、やはり無理がたたったのだと思います。

今でも殆どのことは自分でしますし、力は夫よりあると思います。

・昭和四四年一月一二日の日記から

陽にあたることなく　とけぬままの残雪がいつまでも　庭の隅にある　キリキリと私の心のように凍りついている　夜半に北風がうなり私の涙も凍らしていく

地球上にもすくない　ライ病になった身を栄光と喜べ

遠く離れている肉親に変わりはないか　春の訪れが待ち遠しい

・昭和四四年五月

神の恵みか　業病か　天刑病なのか　神の呪いなのか

親からもらった健やかな体は　指は曲がり足はなく　髪も眉も消え

目は明かりと光を失う　家あれど帰るを許されず　涙あれど泣くをゆるされず

それでもみな必死に　たださまよいながらも生きようとする

神よ恵みを与えよ　このあわれな人々に

多磨全生園での暮らし――夫との出会い――

多磨では、第一センターの四人部屋に入りました。ここでもお婆さんの介護をしました。付き添いの仕事は、私の生きる支えになりました。その後、Yさん（在日コリアン）の家の掃除婦として一七年間通うことになりました。Yさんは肝臓がんで、私はずいぶん頼りにされましたが、その妻は一向に頓着のない人でした。この病弱なYさんの前でその妻は、「早くくたばれ」と言ったり、自分の部屋にも土足で平気で上がってくるような人でした。このYさん宅に通うようになり、今の夫との出会いがあったのです。

Yさんは夫の親代わりで、夫は小さい時にご飯を食べさせて貰ったり、可愛がって貰っていたようです。しょっちゅうYさん宅に出入りをしていたのです。私は昭和四六年頃から付き合い始めました。YさんにはH子という娘がおり、日本に二〇年位不法入国していたため、再入国できないために、何とか夫の籍に娘を入れてくれというのです。「あんたたちが一緒になるのはいいが、内縁関係のままにしてくれ」と言うのです。夫が、「嫌だ」と断ったのですが、私が断ったと思い、「ぶっ殺してやる」と思いっきり頭を打撲されました。それがもとで私は殆ど視力を失いました。白内障が動いたらしく急に眼圧が亢進し、治療薬のアミノラックを六年位のみました。失明状態のときは、売店か病棟に行く位でした。歩道の白線を目印に歩き、病棟では手すりを頼りに移動していました。

平成元年六月、東大のJ先生に手術をしてもらいました。新しい手術法で小さく穴をあけ、くるくる丸まったレンズをいれたのです。私は再び視力を取り戻すことが出来たのです。そのときの心境はまさに天国に上ったような気持ちでした。この年、私たちは結婚したのです。私たちの結婚は、自然の成り行きでしたし、面倒を見ていたYおっちゃんの願いでもありました。

青森の男

青森で勝手に入籍し私に暴力を振るったその男は、平成二年に多磨全生園で療養所間の親善交流が行われたとき、私が足を切断したことを知り、私のところに謝罪に訪れました。両手をついて、「迷惑をかけた」とまた、「あなたの素直な明るさが好きだった」と言いました。私は「青森のことは一切忘れるから、今は多磨でみんなと幸せに暮らしている」からと伝えました。その男はその後、青森に帰ってから間もなく亡くなったと言うことです。弘前のほうのやくざだったそうです。私は、足を一本なくしたのは、これで難を逃れることができたのだと思いました。

その後の母と兄弟のこと

私が療養所に入所した後、弟妹たちは母の元に同居するようになったようです。先に弟が、兄のご飯支度をしていた妹もまもなく母と同居するようになったようです。母は帯広で水商売をしていたようです。妹たちは長じてからは、母を手伝っていたこともあったようですが、詳しいことはわかりません。幸いなことに妹二人はそれぞれ結婚をしました。しかし、妹の夫たちにも私の存在は知らせていません。帯広にいる妹は、夫が数年前に亡くなったので連絡はあります。妹は大腸がんの手術を受け、健康状態は余り良くないようです。先日も通院にタクシーを使いたいのでという、お金の無心がありました。札幌にいる妹の夫はタクシーの運転手をしているのですが、夫が不在のときにひそかに連絡を取り合っています。母の入院費のことで苦労しているようです。月々八万円近いお金が必要なようです。私も時々ボランティアの人を経由して、お金を届けてもらったりしています。一昨年の里帰りのときに、この妹と数十年ぶりで会うことが出来ました。

私たちを虐げていた兄は、一人で農業もやっていくことが出来ず、胃潰瘍になり、その手術のために昭和三〇年、某療養所に入所しました。その後、昭和三五年に転所しました。一時社会復帰し、そこで好きな人が出来たようです。故郷の土地を妹たちの反対を押しきって売ってしまい、それを元に家を建てたようです。子供ができ、私がA市にいたときは遊びにも来ました。姪はとても可愛く、ミルク代として、よくお金を上げました。それを当てにして来たのでしょう。兄は現在、某療養所に入所しています。外面はとてもよいので、「良い兄さんですね」とボランティアの人にはよく言われますが、今も母の入院費の支払いのことでは、兄らしいことはしていません。

私の弟は中学を卒業すると、マグロ船に三〇年くらい乗っていましたが、吐血し胃の手術をしてから船を下りました。その後、広島のK建設会社で土木作業員として働き、それが出来なくなってからは、生活保護を受けていたようです。弟は六～七年前に多磨全生園に会いに来たとき、「俺は兄ちゃんを殺しに行く。あんなに俺たちをいじめた兄を殺さないうちは死ねない」と言いました。でも私は、「兄ちゃんを殺せば、色々調べられみんなが迷惑するからそれだけはやめてちょうだい」と頼みました。私の夫が「たーちゃん、たーちゃん」と始めてできた身内を可愛がりました。弟も嬉しかったのでしょう。事件も起こさず広島に帰りました。あるとき、「帯広の姉ちゃんに話したいことがあるから」と北海道に行き「俺が何処で死んで、姉ちゃんが何でもなかったら、俺の骨は十勝川に流してほしい」と頼んだそうです。「俺たちがいじめられても取り合ってくれなかった本家の人が憎いから、本家の墓には入りたくない」と言っていたそうです。

不思議なことに、昨年の一月一六日に我が家の流しの鍋がガチャンと落ちました。翌日は鍋の蓋が落ち、さらにしゃもじやスプーンがガラガラと落ちるということがありました。特に何も変わったことはありませんでした。二月一九日、S市の妹が外から電話をかけてきて、広島の弟が一月一九日、警察の監察医が来て死亡が確認されたとの連絡が入りました。弟が生活保護費を取りに来ないので、ケースワーカーが大家さんに電話をし、大家さんが訪ねアパートで孤独死していた弟の遺体が発見されたとのことでした。死後一ヶ月が過ぎその時すでに遺体は腐乱していたそうです。流しの鍋が落ちたときが弟の亡くなった日のようでした。S市の妹が、「広島に弟の遺骨を引き取りにいきたい」と夫に相談すると、「そんな金はない」といわれたそうです。兄も引き取らないということでした。弟は、六二歳の孤独な生涯でした。私は夫と共に広島市に遺骨を引き取りに行き、その後、小さくなった弟の遺骨は、数十年ぶりで生まれ育った十勝の故郷に帰り、彼の遺言どおり私と夫の手で十勝川に散骨いたしました。私の夫がいたからこのようなこともしてあげることができたのだと、夫には本当に感謝しております。

不思議な体験

弟が亡くなったときの不思議な体験は話しましたが、本家の祖母が亡くなったときも私のところに来ました。昭和五七年七月二七日、ちょうど足を捻挫して入室（入院のこと）しており熱も出ていた時でした。私は一晩中うなされていたそうです。祖母が枕元に来て、「おどれ（己）は、おどれ（己）は、許せや、許せや」というのです。はっきりと時計も見えるのです。祖母が私に謝っているのです。私が療養所に入るとき、「親戚の恥さらしだ。山に穴でもほって入滅すればいい」と言っていた祖母です。「ばあちゃん、もういいから」というと、「許してくれるのかや」というのです。朝になり本家に電話をすると、祖母が危篤で私と弟を除いて、みんなが病院に集まっているところだというのです。祖母の魂が私のところに来たのです。昭和五六年七月二九日、一〇六歳で祖母は息をひきとったということでした。祖母は、父ちゃんの面倒を見ない母が憎くかったんだと思います。それで私も妹も憎かったんだと思います。

福井のおじさんが亡くなったときも、私の枕元に来ました。福井の伯父さんの嫁さんに電話をすると、今日が初七日だということでした。私を可愛がってくれた人でした。私をいじめた人も、可愛がってくれた人も皆亡くなるときは、何故か私のところに来るのです。昨年、栗生楽泉園に行ったときも、あの「重監房跡」に立ったときは、ぞくぞくするような霊気を感じました。

夫の兄のこと

夫の兄が群馬県の栗楽泉園の、「特別病室」と称される「重監房」で亡くなったのを知ったのは、平成一二年のことでした。「はまなすの里」の方にハンセン病関係の本を送る時に、パラパラとめくった本に兄の名前を発見したのです。昭和一七年五月に一六歳で入所し、一時園を逃走し、実家に帰りその後連れ戻され、亡くなったのは敗戦後の昭和二二年一月四日、一八歳であったといいます。彼は殺人嫌疑で送られたまま、一冬越せるはずはないといわれた特別病室で四四四日間、厳寒の冬を越して亡くなったのです。この事件は、『ハンセン病問題資料集成』戦後編　第一巻八頁に、「H・S監禁中酷寒期に布団二枚のため凍死、火葬の際全身凍傷に犯されていた事実を確認した」栗生楽泉園生活擁護委員長藤田武一（昭和二二年八月）に証言されています。夫と一回り上の兄でした。当時を知る人の話では、義兄は母さん子だったらしく、草津の湯之沢部落で母と一緒に生活するつもりだったようです。しかし湯之沢部落は解散させられ、栗生楽泉園に収容が始まった時期でした。母は義兄を入所させ帰ったそうです。

この悪名高い「重監房」では二二名の方々が、まさに「とがなくて死す」という形で、無念の死を遂げていたのです。昨年、北海道「はまなすの里」のボランティアの方々と一緒に、慰霊に行くことができました。私たち夫婦だけでは、とても行けなかったと思います。当時を知る人ともお会いすることができました。義兄のことは、澤田五郎が草津重監房の記録を認めた『とがなくて死す』に詳しく書かれています。私はこのことを次のような詩に詠みました。

草津の重監房　　二〇〇三年九月

ハンセン病　ただそれゆえに
罪もない若者が　凍りつき
暗い重監房に　置き去りにされた
狂う者　凍って死んでいく者
咎めなくても　暗闇の中に
とじこめて　そして殺されていった
草津の森の中に造った　コンクリートの檻

人間のおろかさに　腹が煮え繰り返る
人を思いやる心がないのか　獣たち

私たちの今の生活

私たちは、いま平和な幸せな生活を感謝のうちにおくらせて頂いております。夫は毎朝、無念の死を遂げた多くの亡き人たちのために療養所の納骨堂でお参りをしています。私もすべての人の霊魂と、病む人々の安らぎのために祈っております。毎朝庭の草花の手入れに始まり、余暇には以前から書いているお地蔵さんを書き続けています。夫と一緒のコーラスの練習も楽しみの一つです。

今度の文化祭には、私の思いを障子紙に書き出品しようと思っています。建物の復元もよいのですが、ミニュチュアで、新しく出来る資料館に展示するような形にするとよいと思います。残りの寄付された資金は、医療の充実に振り向けてほしいと思います。

私は、父の遺言であった弟や妹を助けることも出来ました。補償金のおかげで母の入院費の援助も出来ました。最後はここの納骨堂に夫と一緒に入るつもりです。親類の訪問はありませんが、一昨年何十年ぶりかで、「北海道の里帰り事業」のときに妹に会うことが出来ました。「はまなすの里」のボランティアの方々を、私は親類と思っています。ボランティアの方々から手紙や写真、最近は絵手紙が来るのも楽しみです。来年はまた北海道を訪ねたいと、夫と話しております。多くの方々の支えがあり、今の自分があると思っています。人々への感謝の気持ちを忘れず生きて生きたいと思います。

第三章　ハンセン病者と共に

―元国立療養所松丘保養園園長荒川巌の歩み―

荒川は大正六年（一九一七）に生まれ、昭和一六年（一九四一）一二月に北海道帝国大学医学部卒業すると、翌一月に海軍軍医中尉として任官した。敗戦後の昭和二一年（一九四六）三月に復員し、住友別子鉱山病院、国立療養所星塚敬愛園など勤務した後、昭和二七年（一九五二）八月から青森県にある国立ハンセン病療養所松丘保養園に移り、昭和五三年には同園園長、そして昭和六一年一月に退官するまでの三四年間を同園で過ごした。戦後の混乱期にハンセン病療養所に勤務した世代の数少ない体験者である。貴重な話を聞く機会を得た。

私が荒川に会おうとした動機は、ある記事で氏が「ハンセン病回復者のために、道南にコロニーを作りたいと思っている」と書いた一文を読み、当時のハンセン病療養所に、患者と真正面から向き合った人が勤務していたことを知り、是非とも貴重な体験談を聞きたいと思ったからであった。

幸いにして二〇〇六年五月、機会を得て旭川市江丹別町の自宅を訪し、ハンセン病者と向き合う中で自分と対峙した医師の姿を知ることができた。以下はそのときの聞いた話を、氏の語りとしてまとめたものである。

ハンセン病との関わり

私は大正六（一九一七）年八月一四日、愛媛県に生まれ、両親はクリスチャンでした。四国は遍路も多く、母からハンセン病のために尽力したハンナリデルのことも聞いていた。

昭和一三（一九三八）年、当時北海道帝國大学の医学生になったばかりの頃、友人たちと全国の療養所などを見て歩いた。その折、東京都東村山市にある多磨の全生病院を訪ねた。その時受けたらい療養所の印象は、医師を志していた自分にとって、全く馴染めないものだった。私の志す医療はここには無いと感じ、それ以後らい療養所で働こうという意志は起こってこなかった。療養所には、医療はなく隔離収容の場であった。しかし、らい療養所の患者さんとの付き合いはしたいと思っていた。

矢内原忠雄先生との出会い

矢内原先生は私と同じ愛媛県の出身で、内村鑑三に聖書を学んだ無教会派のクリスチャンで、昭和一二年一二月東京帝国大学教授の時、戦争批判で辞職され、戦後の昭和二〇年一一月復職し、昭和二六年東大総長になられた方です。

私は先生の著書を愛読していた。『マルクス主義と基督教』、当時発禁になった「民族と平和」「民族と国家」などを読み、先生が信仰を説いた個人誌『嘉信』を愛読していた。当時大学の勉強にも嫌気がさし、矢内原先生の草履取りでもいいから門下生になりたく先生に手紙を出した。先生は会ってくれたが、「まず学業を修めるように」と諭された。

（矢内原忠雄から荒川に宛てた書簡が二通残されている。荒川は二二歳。師と仰ぐ矢内原に進路について相談している。矢内原も若き日「大学を止め帰郷したいと考えたこと、大学卒業後は、朝鮮に渡り朝鮮人の為に生涯を使おうとしたこと」など、共通した青年期の心の彷徨をうかがうことができる）〔昭和一五年三月三日封書〕

二月二十八日附御手紙拝見、お元気にて御勉学のことを喜びます。

御注文の書籍二冊は書店から取り寄せて御送りしますから数日間御待ち下さい。

帝國主義化の台湾、満州問題の二書は有りません。併しこの二書は発禁ではないから図書館で閲覧が出来ます。北大図書館又は農学部にあることと思ひます。

新居浜へ御帰省の時、彼地に居る私の兄から借りて読まれてもよいでせう。私の兄の所にある筈です。

卒業後満州にて御働きのことは至極結構です（貴君の健康さえ許せば）。下らない人間が（日本人）たくさん満州に渡って満州を食い物にし、満州人から軽蔑されています。その中に行って誠の日本人として、誠の人間として働くことは困難です。併し困難だからといって試みなければ、何時までたっても善いことは出来ません。

働くについては信仰と意気込とだけでは足りません。専門の学問と技術に於いて世人の尊敬と信用を受けなければなりませぬ。故に貴君専攻の医学医術についての御勉強を詰まれることが肝要であります。

願わくは神貴君を守りてその志を遂げさせ給わんことを。

矢内原忠雄

荒川　巖様

（矢内原からの手紙は「働くについては信仰と意気込みとだけでは足りません」「専門の学問と医術に於いて、世人の尊敬と信用を受けられるよう今は学業に専念されるよう」とアドバイスをしている。宛先が北大基督教青年会とある。この手紙の四ヶ月後の七月一日、荒川は夏期休暇を利用し、矢内原宅を訪問している。矢内原は留守で会うことが出来ず、荒川の実家に葉書が届いた）

〔昭和一六年七月二日葉書〕

私は七月一日から山中湖畔へ行っていましたが、用事のため昨夜帰京しました。留守中貴君が御来訪下されしことを聞き、お気毒を致しました。北海道から詳細の御手紙を頂き、それにて電報の由来もわかりました。一つの共同生活を信仰的に建設することはなかなか大事業で、それを少し大きくすれば国家の問題も之と同じなのです。感情に捉えられることなく、智慧と勇気とを以て信仰の善き戦を戦って下さい。

休暇は両親の下にてよくお休みなさい。私は三、四日中にまた山中へ参ります。

ご両親様によろしく御伝え下さい。　さよなら

矢内原　忠雄

荒川　巖様

（この葉書からは、共同生活を信仰的に建設しようとした若き日の、直向な荒川の姿を垣間見ることができる）

軍医として

本来であれば、昭和一七年三月卒業予定であったが昭和一六年一二月二七日、北海道帝國大学医学部を繰り上げ卒業となり、卒業と同時に、海軍か陸軍どちらかに所属するようにとの命であった。海軍は陸軍に比べクリスチャンも多く、常識があると思い海軍を選んだ。海軍では、最初、千葉県館山の砲術学校で軍の常識的なことを二ヶ月くらい学び、東京築地の海軍医学校に入った。ここでは、アメーバ赤痢、マラリアなどの地方病とその予防について学んだ。軍医としてのテストでは、自分の尊敬する人は誰かと訪ねられ矢内原忠雄、内村鑑三の名をあげ、戦争は反対です、と明言したが、とがめられることはなかった。教官はカトリック信者だった。

国内では敵性言語といい、英語を使うことを禁じられていたが海軍兵学校では止めなかった。私は、当時発禁になっていた矢内原忠雄の『民族と平和』の本を持ち歩いていた。千葉から、また築地の軍医学校にいる間、神田のＹＷＣＡに毎週通い矢内原先生から聖書の講義を受けた。その後所属は、グアム島警備隊医務室勤務、三重海軍航空隊と異動し、最後は台湾軍需部に所属した。外科が専門だったので、手術担当官を希望したが、私は軍艦に乗ることはなかった。軍が乗せなかったのかもしれない。台湾で終戦を迎え、昭和二一年三月復員した。

戦　後――住友別子鉱山病院から星塚敬愛園へ――

親が四国にいたので帰国後は、住友別子鉱山病院に勤め、とても給料は高かったことを記憶している。給料が高いことだけが仕事でないと思った。ペニシリンという妙薬が日本の社会でも使用できるようになった頃だった。この頃、らい療養所をしばしば訪問しておられた矢内原忠雄先生が、香川の大島青松園の霊交会の皆さんと一緒に写されたお写真を知人から頂き、その時からその写真の情景が私の脳裏に焼きついたまま、片時も消えることがなかった。大島青松園の石本氏と交信を始めたのはそれからだった。

（この新居浜では、戦後昭和二一年七月一九日、矢内原忠雄が荒川宅を訪れ小集会を開いたことが、矢内原の日記に残されている。なお住友別子鉱業所は、矢内原の初任地であり、荒川の父荒川皎も同じ職場だった）

昭和二一年七月一九日

バスにて今治に出で一〇時一五分発、新居浜に一一時四〇分着。益姉さん同行。直に荒川君宅に迎へられ、橘、高橋、桑原、須川、荒川君家族、益姉、信雄君等と共に昼食。食後小集会。荒川巖君司会し、余「神の真実」ついて語る。兄夫婦を慰める為めに語る。「善きサマリア人」について、其他余の引用箇処を益姉さん書きとめ、帰りて安兄さんに話して上げると。余はわづかに一の小さき善事を為したるを感じたり。

夜七時半より住友クラブにて住友五社職員組合合同主催の講演（日本復興の諸問題）。聴衆多く、側室に迄溢れ、話しづらき会場なり。講演後質問応答あり。宿は泉寿亭。菅野秀次郎君（住友本社代表取締役）に邂逅す。

昭和二三年のある日突然、鹿児島県鹿屋市にある、星塚敬愛園の園長塩沼英之助氏より私に電報が舞い込んだ。「イックルカ　ヘン　イサイフミ　シオヌマエイノスケ」。終戦直後は読む雑誌としてはリーダーズ・ダイジェストぐらいだったように思うが、ちょうどそのリーダーズ・ダイジェストに、「春はカーヴィルに蘇る」という一文を読んでいたところであった。カーヴィルのハンセン病療養所でプロミンが使われはじめ、著しい効果を示し始めた頃である。「このようなことは本当であろうか」早速この雑誌をたずさえて星塚敬愛園を訪問したのは、昭和二三年秋であった。塩沼園長は、「前日、高松宮も言っていた」という。自分もハンセン病患者と一緒に生活したいと思った。

昭和二四年一月、私は星塚敬愛園の医師としてらい療養所入りをした。当時在宅患者の検診と収容が、らい療養所の仕事の一つであった。検診は、個人、学童など今の住民検診のようなことをやった。記憶に残っていることでは、大隅半島のおばあさんを診察した時のことで、二〇歳の頃手が曲がり良くならないが悪くもならないという。しかしこれは病気の治った後の後遺症だと思った。らいは、自然治癒もあったのだろう。「生兵法は大けがのもと」と、当時は大先生や先輩から一笑に付されたが、あのお婆さんのことを考えると、神経らいというよりは、後遺症とすべきであると堅く信じて、ついにこの考え方を園の機関誌に公表しておいた。らい療養所は一人一人を治療する機関ではなく、病人を入所させて出さないように収容するところであった。入所時の病型分類の診断はきびしいものがあったが、入所してからの医療は誠に貧弱でお粗末であった。

松丘保養園への赴任

私はらい医学について、感染からどうして発病したか、より深く学びたく母校北大に戻るべく厚生省に直訴した。当時は医師不足であり、希望は聞き入れられ、北海道に最も近い青森県松丘保養園に赴任することになった。昭和二七年八月一六日のことであった。しかし母校に戻る機会はなく、ここに定年まで働くことになった。翌昭和二八年は、ちょうど「らい予防法」廃止を巡り、当局側と患者側との闘いが最高潮の時で、患者のハンストが実施され、ぶどう糖の注射器を抱え走りまわったことが思い出される。結局は、当局側提出の旧体制の法案が成立した。これに先立つ昭和二六年一一月の三園長証言記録を見ると、当時の指導力ある学識経験者が、強硬な意見を一致して持っていたことを知ることができる。これは今日では批判されるべきものであるが、当時、斯界ではこれに対抗する権威者は無きに等しかった。これらの指導者を支持しなければ、当時のらい行政、らい医療を推進することは不可能であった。

松丘保養園は、「強制隔離」を貫く光田イズムでなかったのが良かった。光田イズムから自由になることが出来た。当時の園長は、多磨全生園で医務課長をしていた阿部秀直先生だった。園には患者のために治療しようという初歩的な雰囲気があった。私は当時、青森県・秋田県・岩手県・北海道（衛生部）等の要請で嘱託職員として、ハンセン病の疑いのある人のところに、検診に歩いた。これは、ハンセン病かどうか診断をつけるためであった。内服薬のＤＤＳ、プロミゾールなどを持ち服薬指導もした。遠くは北見枝幸、深川などにも行ったことがある。

光田健輔のこと

昭和二六年一一月八日、参議院厚生委員会において、光田健輔（長島愛生園長）、林芳信（多磨全生園長）、宮崎松紀（菊池家楓風園長）等が証言した。光田は「手錠をはめてから捕まえて、強制的に入れればいい」（断種の励行・罰則強化）といい、宮崎は患者の推定を「古畳を叩けば叩くほど出てまいります」等と証言した。この当事者であり、ハンセン病の権威者といわれていた長島愛生園長光田健輔は、魅力のある人だった。情熱を持っていたし、人格的には優れていた。しかし、ものの考え方は、人権には疎く病気のことだけを考えていた。患者より病気をなくすことに奔走し、病人を救うという感覚は乏しかった。

隔離政策の誤り

ノルウェーは隔離政策でハンセン病撲滅に成功したのではない。元々、ノルウェーは、フィンランドの属国であった。ここでノルウェーのハンセン病対策についてふれておく。一八〇一年、ヨハン・ブルネスト・ベルハーベンがノルウェー・ベルゲンにある、セント・ジョルケンズ教会に牧師として就任。一八一六年スエーデンの雑誌に『生者の墓』と題し、癩者の窮状を掲載する。ベルゲン出身の国会議員が中心になり、救らい活動を開始し、住民調査、生活改善運動を行った。この根底をなす精神は、同胞、同族を救いたいという救出活動であり、同胞愛、家族の苦労を救おうというキリスト教の愛の精神に基づくものであった。祈りと癒しをもちその活動に当たった。一八三九年、セント・ジョルケンズ教会病院に、当時一流のドクターD・C・ダニエルセン医師が任命され治療を始め、殆どの患者を収容し生活改善を行い、これが成功し患者が減少した。一八六八年、ノルウェーのアルマウェル・ハンセンがベルゲンのらい病院に着任。明治六年、らい菌を発見する。これにより明治一〇（一八七七）年ノルウェーらい予防法を公布する。明治二九年、新患者発生がゼロになる。

明治三〇年六月、第一回国際ハンセン病学会がドイツのベルリンで開催された。これに、皮膚科の権威である東大病院初代教授土肥慶藏が出席した。ノルウェーは隔離政策で成功したという認識で帰ってきた。この認識が日本のらい対策の誤りに導き、隔離で成功したという知識を日本中に広めたのである。

新「らい予防法」の制定とプロミンの登場

昭和二八年、新時代に逆行して旧秩序を支持する法が成立したものの、時の流れに従って、この法は空洞化されていった。昭和二三年から使い始めた新薬プロミンは、その効果は著しいものがあった。しかし、患者は治りたい一心で周りの目を盗んで注射をし、やり過ぎると逆に反応が出たり、薬のために白血球が減少したりする副作用もあった。私は、一人一人の患者の状態にあわせ、白血球、赤血球、らい菌の状態等を観ながら慎重に検査と治療にあたった。よその園では一人一人を丁寧にみることがなく、学会報告においても、松丘保養園はらい菌の陰性率も他園に比べよかった。

学会の発表で私は早くから、「らい予防法」をなくせと言ったが、一、二の同調者はいたが、他の所長たちは、聞く耳持たずで、これを当時から叫んでいたのは自分だけだった。

断種・胎児標本・解剖について

断種について自分は反対であったが、結婚しても子供を育てることは無理なのでお願いしたいといわれ、一例だけ実施したことがある。今問題になっている胎児標本については、やはり胎児を粗末にできないという思いで、腐らせないためにホルマリンにつけたのだとおもう。扶養能力の無いものに子供は育てられない。子供が出来ないことを望んでいれば、それが（断種）いい。星塚敬愛園（鹿児島県）では堕胎し、オギャーと泣いた赤ちゃんを、自分の養子にした婦長さんも知っている。療養所には、保育所もあったが保育所の子供は可哀想だった。職員が子供の好き嫌いがあり、差別されよく子供が泣いていた。

解剖を行うことは、死体から学ぶ姿勢として大切なこと。医学には、解剖して初めて解ることが沢山ある。

残念だったこと

私は大した研究はできなかったが、らい菌は、知覚神経の末端に入らなければうつらないという、らい菌特有の性格があると思いこれを解明したかった。しかし、これを十分解明することができず、昭和六二年に研究生活を終えた。日本は、精神的に貧しい国で「らい予防法」の廃止もあまりにも遅すぎた。当然ハンセン病も、自然治癒があったはずである。日本のハンセン病対策全体の傾向が「光田イズム」に流れてしまった。当時の指導力のある学識経験者が、強硬な意見を一致してもっていたことは知ることができる。これは今日では批判されるべきものであるが、当時は斯界ではこれに対抗する権威者は無きに等しかった。これらの指導者を支持しなければ、当時のらい行政、らい医療を推進することは不可能であった。

また、一九〇七年の法律第一一号以来わが国のハンセン病政策の基調が変わることがなかった。その主要な理由として森幹郎は、『足跡は消えても―ハンセン病史のキリスト者たち』（一九九六年）の中で、次の三点をあげている。「第一点は患者自身も国民も政府もハンセン病を一家の恥、国家の恥、衛生行政の恥と思ってきたということである。それは民族浄化・祖国浄化という言葉に端的に現れている。第二点は行政官の質の問題である。例えば、行政官のなかに光田健輔に匹敵する信念とカリスマをもった人がいなかったため、光田の信念をそのまま戦略・戦術とせざるを得なかったこと。ハンセン病を公衆衛生の視点から把握する人はいても、患者の視点から考える人はいなかったということ。大過なく在任期間を過ごしたいと願う行政官が多かったこと。第三点は入所者自身も現状を所与として認め、現状の変更をあきらめていたことである。中央（内務省・厚生省）も療養所当局も、現状を変更しようとするエネルギーに「アカ」のレッテルを貼り、入所者もこれを見抜く力がなかった。

療養所の将来構想について

療養所の将来構想については、施設は医療の設備を持っており、周囲に家が建っても環境は良い所だし不自由者棟もあるので、老人保健福祉センターのような、一般社会が利用できるものにすべきことを以前から提言してきた。こうなってからは、なかなか切り替えは難しいと思うが、地方医療センターとして施設全体の社会復帰を果たしたら良いと思う。

（荒川は『ハンセン病問題に関する検証会議・最終報告書』「第十二　ハンセン病強制隔離政策に果たした各界の役割と責任」の項で、医学の立場からとして、らいのフォローアップについて貴重な講演をしていることがとり上げられている。その全文が機関誌『甲田の裾』三〇号（一九七〇年六月）に掲載されている。趣旨は「みなさま一人一人がもれなく一社会人としての責任ある姿勢を一日も早く確立するために、これらの問題をいささかでも前進させてゆかれることを願って」のものであった）

〔面談を終えて〕

荒川はさきの退所規定暫定準規則以来の歩みを述べ、一九六二（昭和三二）年、大阪で開催の三六回日本らい学会総会で、らい治癒判定の検討というシンポジウムでも、多くの重要な意見が出されたことにふれながら、さらに一九六八年のらい学会では軽快退所者等については全国的に統括し、フォローアップの中心を保健所におき、療養所以外に診療の場が必要なこと、大学病院、国病及び外来通院などによるらい診療を可能にすること、県単位のスキン・クリニック等々あるいは三カ所くらいの保健所のさまざまの提案も行われたことを述べている。松丘の例を挙げながら再燃・悪化の例にもふれ、現状の背後には、「現行の退所基準が実情に合わず、厳格な軽快退所の方法しかないないということがあると論じ、「無理に退所時に基準に合わせ診断しないで、手続きと医学上の診断とは切り離して、手続き上では正式な退所か無断退所かという区別とし、退所時の病型病勢はむしろ正確・精密に把握することに努力することが、今必要なこと」と述べている。正論であろう。医療の名においての管理という傘の下に、さまざまの条件を含ませておくことの矛盾である。

フォローアップが必要でありながら困難であるという現状を打開するために、荒川はまず療養所の姿勢を根本的に改正する必要があるという。多少長くなるが引用すれば次ぎのようである。「現在のらい療養所の指導目標は必ずしも鮮明でないと言われています。むしろ療養所とは名ばかりで、一生飼い殺しの収容所の性格を未だに少しも脱却していないというのがまともな見方かもしれません。療養所の目標をはっきり見定めてその姿勢を正すことが何よりも先決であります。療養所は、らいという疾病に精神的にも肉体的にも打ち克つ人間を創造する所と心得てよいのではありますまいか。日常の医療及び療養がフォローアップの必要性を、患者に積極的に謙虚に自ずと理解させる教育の場となることが必要ではないでしょうか」というのがその意見であった。

そして、フォローアップのための望まれる新制度として次の提案をしている。①ホームドクターが保健所の斡旋のもとに専門医と連絡をもってホーケアを行うのがもっとも自然な姿である。②らい療養所以外にも本格的ならい診療を認め、特定の基幹病院を指定医療機関とすること。③らい福祉対策を徹底して、全国的に統括されたフォーローアップシステムに役立つものをつくること。

その上で荒川はフォローアップとの関連で、隔離の問題が再検討されるべきであるとする。すなわち、もしフォローアップを丁寧に行って、患者が再び伝染性活動の状態になったときにどうするか、という問題があるからである。特に医療的処遇だけでなく、社会的処遇をどうするかという問いである。だから隔離の問題が必要なのだ、というのである。彼は、隔離は医療とは異なった次元のこととし、社会がそれを補償すべきことを指摘し、同時に現行の、漠然とした、らい療養所への入所といった隔離方法を排すべきことを論じている。隔離の問題の解決なしにフォローアップの道は開けないのであって、フォローアップにつながるどの問題を取り上げてみても、「その根底には現行のらい予防法が無用の長物になりつつあるばかりでなく、新しい進路を阻む妨害物と化しつつある事態に立ち至っていることを重視すべきでありましょう」として、らいに対する偏見とか無理解とか以上に、それを支え育てるらい予防法を温存使用とする実態がある、と批判する。フォローアップという医学的に極めて重要な研究についてこのように明快な医療からの発言が一九七〇年に整理され、学会で論じられ、療養所機関誌にも発表されて、在園者もまたこれを知らされていたことを確認したい。それから三〇年事態は変わらなかった。三〇年といえば短い時間ではない。

四〇歳の壮年者が七〇歳になるまでの期間である。その時間を通過していった幾千人もの人生の重みを想起するとき、人は言葉を失うであろう。

荒川は松丘保養園長時代に『秘境を開く』を編纂し、さらに実質的な初代園長である中條資俊の伝記『中條資俊伝』をまとめた。この著書は、明治四〇年の「ライ予防ニ関スル件」にはじまる、当時の歴史的経緯を知る貴重な資料であると同時に、らい患者から「慈父」として、また「生きていた神様」と仰がれ、松丘保養園の産みの親であり、育ての親とも言われる中條園長の業績を深く知る機会ともなった。TRという独自の治療薬を開発し、らい患者をわが子のごとく愛し、生涯を捧げた中條の存在からは、ハンセン病史で負の歴史に評価されがちな医療者の中で、燦然と輝く医師としての有り様を学ぶことができた。

中條、荒川という二人のハンセン病専門医のすばらしい業績を知り得たことは、ハンセン病史を学ぶものとして何物にも代え難い貴重な財産であった。後日談として、「ハンセン病問題検証会議」の委員でもあったN医師から、検証会議においても荒川医師の業績評価が高かったことを知ることができた。ボランティア仲間とともに再訪した際に聞かされた平和のメッセージには、矢内原忠雄を生涯の師と仰ぎ、その思いを受け継ぐ者としての強い意志を感じることができ、平和を切に願う荒川の信条が現れていた。

荒川巌「今、平和の使徒として」

日本よ。日本人よ。目覚め悔い改めて、命を受け、愛を受けよ。義を受けよ。福音を受けよ。明治政府が始めた天皇を神とする国体は、日本を亡国にみちびく無責任体制であることが、一五年戦争で明白となった。全能者でない者を神とするところに、判断の狂いとそれにつづく亡びへの道がある。人は全能者から離れると、亡びの道に落ちるしかない。国の歩みを歴史を通して裁きたもう全能者を畏れるところに、国の進むべき道が示され、国の希望への歩みが生まれる。

日本の理想とは何か。日本の使命とは何か。世界の民と、お互いを尊敬し合い、愛し合い、助け合い、支え合って、平和の世界を築くことではないか。全能者を畏れないで、ただ自国の富国強兵を求める国は腐敗し崩壊する。

全能者を賛美しつつ、全能者に祈りつつ、支え合う社会を建設しなければならない。そこに政治の役割があるのではないか。福音の力によりそれは可能となる。

今の政府が画策しつつある憲法改悪、教育基本法改悪、及び、戦前の特高警察を思わせる共謀罪の法律は、阻止し廃案にしなければならない。また、国歌としての「君が代」は換えて、新しい平和国家に相応しい新しい国歌が生まれなければならない。

敗戦記念日八月一五日のメッセージをと考えていたが、時局が緊迫してきましたので、急いで、与えられたみことばを発信することにしました。

二〇〇六年六月　　荒川　巌

最後に荒川の作詞、妹の作曲による「新しい平和日本のうた」を紹介する。

一　われらの祈り　　平和の祈り
　　愛こそいのち　　愛こそいのち
　　われらのいのち　わがいのち

二　世界の友よ　　われらの友よ
　　愛こそいのち　　愛こそいのち
　　われらのいのち　わがいのち

おわりに

二〇〇二年からハンセン病回復者との交流が、大学での学びに結びつき私のライフワークになった。この度、『ハンセン病者の軌跡』と題し、入所者一〇人の証言、元松丘保養園長荒川巌先生の半生を綴り終えた。証言者の入所時の年月と年齢を並べ、その歳月の長さ、その人生の重さに言葉を失った。入所年齢を見るとその多くが、人間の成長過程の中で感受性豊かな青年期にハンセン病を発症し、学校から、故郷から、社会から、時には家族からも追われ、ハンセン病療養所へと強制隔離収容された。

いま証言者のお一人おひとりを思い浮かべながら、すでに鬼籍に入った国本衛様、菊池さんの奥様、Mさんの奥様の懐かしい面影を偲んでいる。だが、「失うものはもう何もない」と言いつつも実名を明かすことを最後まで拒まれた方々の、心の傷の深さを改めて知った。

ハンセン病を病み長島愛生園でその生涯を閉じた歌人明石海人は、その歌集『白描』の序文で、「癩は天刑である。加わる笞（しもと）の一つ一つに、嗚咽し慟哭しあるいは呻吟しながら、私は苦悶の闇をかき捜つて一縷の光を渇き求めた。―深海に生きる魚族のように自らが燃えなければ何処にも光がない―」と詠んだ。与えられた環境の中で、病み、苦しみ、傷つきながらも、時に抗い、時に諾いながら、己の生きた意味を問い質し、精一杯生きた貴重な人生と、わが国におけるハンセン病対策、負の歴史を語ってくれた。

証言者の入所当時の幼き日の面影を思い描きながら、当時の心境に思いを馳せた。家族から切り離される不安、異郷の地の療養所に対する不安、「入所したら殺され」などの世間の喧伝に恐れ、慄きながら療養所の門をくぐったであろう。その門は、入るときのみ開かれ出口のない扉だった。発症時の環境をみると、栄養状態、衛生状態も恵まれない北海道開拓農民の末裔、東北農民など貧しい農家の出身者、また肉親に未治療の多菌型患者がいたなど、幼少時に感染したと思われる事例が多かった。

病者は、「病毒伝播ノ虞アル癩患者」として、「らい予防法」により、療養所へ入所する以外の選択肢はなく、さらにハンセン病医療までも一般医療から隔離された。今回聴き取りに応じられた方の療養所に対する受け止め方は、個々のおかれた時代、家庭環境、経済状態、社会的地位などにより個別性があることを痛感した。病者は入所により、家庭は崩壊され家族の絆を失い人生を踏みにじられた方が多かった。だが悪法ではあったが、家庭崩壊を免れた方、野垂れ死に寸前で収容された方など様々であった。

病者のトラウマ〈精神的外傷〉は、収容の際の人権無視の心ない処遇、保健所職員による過剰な消毒、それらは隣近所、周囲へ恐怖、嫌悪感を与え、差別偏見をいっそう増幅させた。入所後の職員の病者への対応の拙劣さは、さらに拍車をかけた。彼らの受けたその深い傷は、今も癒されていない。戦時下、国を挙げて恐ろしい伝染病としての啓蒙活動、「民族浄化」「祖国浄化」の掛け声の下、「無らい県運動」が推進された。国民の多くもそれに加担し、地域から病者を追いやり、病者の叫びは「隔離の里」で抹殺された。療養所内の密室性は、一般に知らされることなく、マス・メディアも取り上げることなく、法の廃止まで一般には殆ど関心は持たれなかった。入所者は、警察、保健所、近所の人の目が一番怖かったと今も語る。当初医療に付随すべきリハビリテーションの発想は無く、終生隔離絶滅政策といえるものだった。

一九五三（昭和二八）年二月、入所者の心境の一端を、松丘保養園入所者代表高橋由太郎（ほか六六八名）が園長宛て、「夫婦舎の増床についての陳情書」で次のように述べている。

私たちは、公衆の福祉と民族浄化のもとに、癩の惨禍を未然に防止すべく、また私たち自身の家族の幸福を希い、絶ち難き絆を断ち切って、只管療養に励んで居るものであります。（中略）現在、未入舎の三五組の夫婦は三〇畳の大部屋に、六組ずつの雑居を余儀なくされております。誠に人道的にも、経済的にも憂うべき問題でありまして、ここに理由書を附し入園者一同の名に於いて、陳情申し上げると共に絶大なるご配慮を煩わし度く、此れが解決に御努力賜りますようお願い申上げます。松丘保養園に今年度は一〇〇床の整備を実現していただきたい。（中略）今や近代医学の進歩に依り、私どもも不治の諦観より希望の療養生活に、一大転換を来たしたとは言え、まだまだ療養生活の長期に亘ることは、否めない事実であります。私たちは此の療養所を人生最後の地とし、愛して居るので御座居ます。先生方のヒューマニズムより迸る熱情とご理解ある御懇情により、過去の癩撲滅政策一辺倒の〇〇を一掃下され、真に人間的な療養所に盛りたて下さいます様、私たち入園者は期待をかけて居ります。全地上より此の宿命的、屈辱的な疾病が払拭される日までなお道は遠くとも、私ども命をかけてその闘いの一端を担う所存です。先生のご温情により理想的療養所実現の一日も早からんよう、また実現に御努力賜り度く重ねてお願い申し上げる次第であります。（後略）

松丘保養園では、戦後の昭和二八年当時も、夫婦雑居の非人道的処遇が継続されていた。ハンセン病者は、閉ざされた隔絶の里で、己の人生の未来を描く夢を絶たれ、人間としての誇り尊厳も奪われ、家族、故郷との関係は絶たれ、頼るべき子供を持つことも許されなかった。入所者の平均年齢はすでに八〇歳を超え、療養所が終の棲家となろうとしている。余りにも遅すぎた、平成八年「らい予防法」の廃止であった。だが法廃止当時、故郷からの家族からは、「帰って来られたら困る」という連絡が相次いだという。「家族からも嫌われるこんな病気は、私たちでもう沢山だ。私たちが死に絶えないと、この問題は終わらないの。この病気はそんなに簡単なことでないのよ」とある入所者は、今も自虐的に、後遺症に苦しみながら語る。戦後プロミンさらに、DDSの内服薬など特効薬の出現により、ハンセン病は可治の病となり、国際世論も隔離不要が叫ばれるなか、「第二次無らい県運動」は時代に逆行し隔離強制収容は強化され、悲劇をさらに増大させた。だが、特効薬といわれ万能薬のように称されたプロミン注射も、初期の治験的段階では、病状によりその副作用で重大な後遺症に悩ませられた者もいたのだった。

二〇〇四年九月、駿河療養所を訪問した際、戦後入所したIさんは、「ここに入らなければ助からなかった命だったろう。結核をわずらったお陰?で重労働もせずにすんだ。戦後の混乱期に、所長の石原先生には大変お世話になった。先生の奥さんもぬかるみの道を、遠い町までの買い物にもとても苦労していた」と入所者も、そこで働いた職員の苦労を語っていた。外から来る人には、「大変だった話ばかりを聴かれることはつらいことだ」と話され、「ここでお世話になっていることの幸せを分かってほしい」との言葉は印象的だった。Iさんは身体が不自由になり、療養所の自宅続きにご自分のお風呂を増設し、共同浴場まで行かなくても、自由な時間に入浴できることを喜んでいた。現在このような入所者の自由裁量が許可されている療養所があることにも驚き、新たな発見だった。

ハンセン病違憲国家賠償訴訟は、二〇〇一年、原告側の完全勝訴に終わり国は控訴を断念した。二〇〇九年四月「ハンセン病問題の解決の促進に関する法律（ハンセン病基本法）」が施行され、施設はようやく地域に開かれたものになった。「ハンセン病問題を正しく理解する週間」は廃され、「被害者の名誉回復及び追悼の日」とされ、「隔離の一〇〇年から共生の明日へ」と進められている。元ハンセン病者の想いを受けとめ、負の歴史を語り伝えていくなかに明日を構築することでなかろうか。この大きな負の遺産により、どれほど多くの患者、家族に悲劇をもたらし、辛酸を嘗めさせたであろうか。証言者の中には、未だ家族との絆が絶たれたままの方も多いが、高齢になるにつれ望郷の念はいっそう募る。だが時日の経過により、また周囲の努力によってその絆を回復された方もおり、嬉しい限りである。

私にとって入所者との出会いは、多くの苦しみを体験した人々との優しさとの出会いが書き続ける力を与えてくれた。聞き手の未熟さゆえ、個々の思いを充分反映できなかった部分も多々あろうが、ご寛恕ください。これらの証言が問いかける世界を、他人事として無知無関心を装うことなく、一人の人間として生きる場から私の問題として見守っていきたい。「国によって違うにしても、病気だけでなく人種、国籍、宗教、性、職業、身体的特徴ややいわれのないものを含めてさまざまな偏見、差別が存在してきたし、これからもまた、新たな対象を加えながら、それは受け継がれていくだろう。しかしハンセン病問題を以ってそのゆがみをどれだけ是正できるか、それが今、この時代のお互いすべての者に負わされた課題でなくて何であろうか」。この課題を、自らに問いかけ、入所者との交流を通じ、その思いを些かなりとも共有しつつ、人間としての限りある命を見つめつつ、ハンセン病問題を学び続けたいと思う。

参考文献一覧

北部保養院内甲田の裾社『甲田の裾』創刊号、一九三〇年一二月
光田健輔「癩多き村の浄化運動」『愛生』一九三四年一二月号
宮本正美「北海道に於ける癩の統計的観察」『レプラ』七巻六号、一九三六年一一月
滝田十和男『天河—歌集』全国国立療養所ハンゼン氏病患者協議会出版部、一九五六年
桜井方策編『救癩の父　光田健輔の思い出』ルガール社、一九七四年
斉藤博『民衆精神の原像』新評論、一九七七年
多磨全生園患者自治会編『倶会一処—患者が綴る全生園の七十年—』一光社、一九七九年
『風雪の紋』（栗生楽泉園患者五〇年史）一九八二年
長島愛生園入園者自治会『曙の潮流』一九九八年
長島愛生園入所者自治会『隔離の里程』（長島愛生園入園者五十年史）一九八二年
中條資俊伝刊行会編『中條俊資伝』北の街社、一九八三年
松丘保養園七十周年記念誌刊行委員会編『秘境を開く—そこに生きて七〇年—』青森県救らい協会、一九八九年
山本俊一『日本らい史』東京大学出版会、一九九三年
大竹章『無菌地帯』草土文化、一九九六年
蛯名賢造『石館守三伝』新評論、一九九七年
松丘聖ミカエル教会牧師補執事福島政美編『日本聖公会東北教区松丘聖ミカエル教会の歴史』白石庵敬神会、一九九九年

日本ハンセン病者福音宣教協会編『キリスト教・松丘聖生会沿革史』同、一九九九年
国立療養所松丘保養園『創立九〇周年記念誌』一九九九年
森幹郎『証言・ハンセン病―療養所職員が見た民族浄化―』現代書館、二〇〇一年
徳永進『隔離』岩波書店、二〇〇一年
藤野豊編『編集復刻版 近現代日本ハンセン病問題資料集成』不二出版、二〇〇二年～二〇〇五年
訓覇浩編『編集復刻版 近現代日本ハンセン病問題資料集成』不二出版、二〇〇五年
香川県健康福祉部薬務感染症対策課『島に生きて―ハンセン病療養所入所者が語る―』香川県、二〇〇三年
ハンセン病問題に関する検証会議編『ハンセン病問題に関する検証会議最終報告書』日弁連法務研究財団、二〇〇五年
和泉眞藏『医者の僕にハンセン病が教えてくれたこと』シービーアール、二〇〇五年
国立ハンセン病資料館『ハンセン病療養所の現在』二〇〇八年
岡山県ハンセン病問題関連史料調査委員会・ハンセン病問題関連史料調査専門員編『長島は語る』岡山県、二〇〇九年
加賀田一『いつの日にか帰らん ハンセン病から日本を見る』文芸社、二〇一〇年
大岡信・大谷藤郎・加賀豊彦・鶴見俊輔・田口麦彦編『ハンセン病文学全集』皓星社、二〇一〇年

あとがき

いま私の半生、その職業生活を省みると、職域での健康管理、政令市の保健所、地方自治体での保健福祉業務とさまざまな職場を体験できた。その体験の中の幾人かを思うとき、今冬のような大雪の年になると思い出すのは、数十年前、徹夜の除雪作業のため、除雪車を運転する若い労働者の過労による結核の発病だった。直面する生活苦を前に途方に暮れていた若い母と子の姿だった。

三歳児検診に来所したある若いお母さんは、第二子を出産すべきか悩んでいた。進行性の難病、筋萎縮性側索硬化症（ALS）を病む、寝たきりの義母を在宅に抱えていたのだった。全身の脱力と麻痺は進行し、スプーンの厚み位しか口を開けることのできない義母に、ミキサー食を与え献身的な精一杯の介護をしていた。その後、おばあちゃんは入院、お嫁さんは無事第二子女児を出産した。

難病ベーチェット病で中途失明したお母さん、地域の患者会に共に参加した帰路、自宅を目前にし、「もう一人で大丈夫です」と別れた。彼女は家の壁を手でさぐり、壁伝いで帰る姿を眼にしたとき、その障害の重さに改めて気づかされた日のこと。

精神遅滞の妊婦さん、共に出産の準備をした。彼女は突然自宅で第二子を分娩したが、第一子、第二子とも精神遅滞があり、早期療育の道を探し施設を巡ったあの日。

老々介護の高齢者世帯の訪問では、大きな床ずれを抱え苦しんでいた介護者、医師はその創を見ることも、手当てすることもなく、往診と称していた。灯油ストーブの火は、極小にし、寒さを凌いでいた高齢者の姿。大都会の片隅で、また田舎の町で、病に、貧しさに、悩み苦しむ住民がいた。現在、各種制度は整備されつつあるが、地域で暮らす人々の姿は果たしてどれほど変わったであろうか。

最後の職場、地方自治体では、住民主体の事業をすすめることができた。平成元年には、福祉業務の先駆けとして、ボランティア育成事業に取組み、多くの人的資源を得、その活動は、地域に生きる人々にとり、心豊かな生きる力を得るものとなった。また職場外では地域の職能代表として、事務所確保に向け仲間と共に奔走した日々。家庭を持つ仲間に多大の負担をかけつつも、為しえたときの大きな喜びがあった。

私は恵まれた職業生活、人生最後の学生生活を送ることができた。その陰には、家族、得がたい友、多くの師、多くの協力者が居たことを常に忘れず、感謝の心を忘れてはならないと言い聞かせている。それぞれの場、それぞれの時、共に学び、ともに語り、ともに喜び、そこから生きる力を得、人生を学ばせていただいた。

いま人生のラストステージに立ち、元ハンセン病者と係わることのできた日々の意味を思い、一人ひとりのかけがえのない貴重な人生の記録を、聴き取りをとおして、書き留めることのできたことを、無告の民として亡くなった方々のご冥福を祈りつつ、証言者の皆様に心から感謝したい。また、本研究、本書のまとめにあたり、当初から適切な指導助言と、多くの叱咤激励をいただいた北海学園大学大濱徹也元教授、郡司淳教授をはじめ、同成社の山脇洋亮氏ほか、ご支援をいただいた多くの方々に感謝したい。今後は、ハンセン病のような不幸な歴史を、二度と繰り返すことのない社会であることを切に願いたい。

終わりに治らい薬プロミンの開発者、石館守三の詩「ふるさとへの思慕」を紹介する。この詩は、故郷を追われた病者の祈りと、全ての人々の故郷への、人生への想いを起こさせる。石館守三は若き日に出会ったハンセン病者救済への祈りを、プロミンに結晶させ、「神と人に仕えた」九五年の生涯だった。

「ふるさとへの思慕」　　　　石館守三

人はみな自分のふるさとを携えてこの世に来る。

人はその与えられた環境によって育つ。

与えられたものをいかに受け止め、それを自分の成長の糧にするかは、
その人の器量と選択にかかわる。

おのれの道をひとりで歩いてきたのではなく、多くの人々の犠牲と恩恵によって今日あるを知る。


古里の山河はその揺籃の母である。

海や河に魚を追い、春にはわらびを採り、夏にはほたる、秋にはぶどうときのこ狩りに歩いた山野。

長い冬には雪と氷に戯れ、厳しい自然との戦いと交わりがある。

そこには北の国の人を育てた厳しい父がいる。


夜な夜なのいろりの語らいの中に美しい人生の芽生いがある

吹雪の戸を敲く声に、荒海の浪の音に歌がある。
津軽三味線の哀調はわれわれの心の琴線に深くこだまする。
孤高を誇る岩木の山よ。
みちのくの歴史を秘める八甲田の峰と十和田の湖よ。
そこに「あすなろ」の文化が育つ。

（東京青森県人会機関紙『東京と青森』一八九一年九月号、巻頭言）

私の心の故郷、秀峰斜里岳と、日本で最も美しいといわれる十勝平野の青い空を心に描きつつ。

二〇一一年五月

小林慧子

〔追記〕
二〇一一年三月一一日午後二時四六分、東日本にマグニチュード九・〇の巨大地震、大津波が襲い、さらに福島第一原発で事故が起き、その収束の目途は立っていない。死者、行方不明者は二万八〇〇〇人をこえた。犠牲者の冥福を祈り、弱者に視点を置いた安全な社会の構築と被災地の復興を願いつつ。

ハンセン病者《びょうしゃ》の軌跡《きせき》

■著者略歴■

小林慧子（こばやし・けいこ）

北海道に生まれる。

1965年　北海道立衛生学院保健婦科卒業。その後道内の職域、地方自治体において保健福祉業務に従事。

2005年　北海学園大学人文学部日本文化学科二部卒業。

2008年　北海学園大学文学研究科日本文化専攻修士課程修了。

2011年５月10日発行

著　者　小　林　慧　子

発行者　山　脇　洋　亮

組　版　㈱富士デザイン

印　刷　モリモト印刷㈱

製　本　協　栄　製　本　㈱

発行所　東京都千代田区飯田橋４－４－８
（〒102-0072）東京中央ビル内
TEL　03-3239-1467　振替00140-0-20618
㈱同　成　社

ISBN978-4-88621-566-6 C0036